凱信集團

用對的方法充實自己，
讓人生變得更美好！

為愛勇敢

不放棄，才有轉機！

獻給所有在黑暗中奮鬥的人

陪伴至愛治療的椎心歷程及重生之路

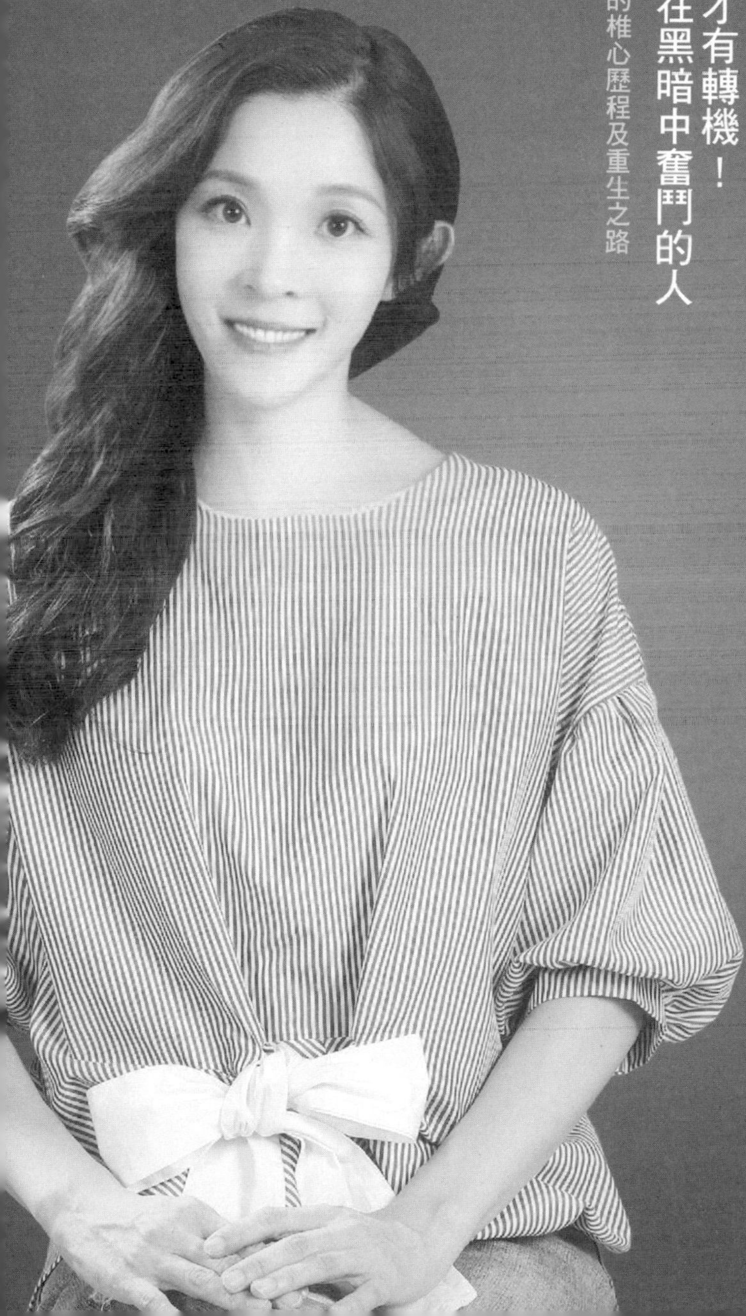

推薦序二

原來勇敢是可以練習的

王紀葳（台灣癌症免疫細胞協會祕書長）

認識 Karen 超過 20 年，學生時期我們共同吃一個便當、一起做專題報告，她和卡斯柏的認識、交往、結婚、抗癌、倡議，一路酸甜苦鹹的過程我全看在眼裡；現在，我們成為最貼近的戰友。

從決定要寫書的那一刻起，我知道，她又得在一個人的時候痛撕傷疤，但我深知不論如何，她一定會這麼做，即便有一次她來電告訴我：「親愛的，我寫不下去了，我想停一下。」電話這頭的我，給不起閨蜜一個溫暖深情、疼惜不捨的擁抱，我只說了句：「先停！沒有人逼著妳再一次陷入瘋狂又痛苦的回憶。」

我最後一次看到卡斯柏，是當我去醫院探望他時，他們倆夫妻正在病房的走廊散步，即便因治療副作用而日漸消瘦，但眉宇之間散發出的堅毅、自信與努力，仍是我多年來熟

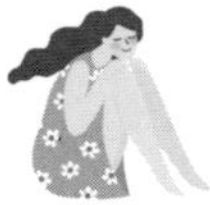

悉的他。我們三個短暫的閒聊，在那個從玻璃窗看出去厚厚雲層中隱約透著冬陽的午後。但我印象更深刻的一幕，其實是在卡斯柏一身帥氣英挺出現在醫院大廳的那一次巧遇，感冒多時未癒的他，講話有些鼻音，還告訴我說：「外頭看不好，得來你們這種大醫院才行了，感冒好久，好煩喔！」

「那要不要我陪你？」

「免了吧！我一個大男人，看個感冒要老婆的閨蜜陪喔？」

「好唷！那我去忙囉，下次見面記得請我喝咖啡！Bye！」然而，這杯咖啡，還欠著！

對一個正值事業有成、家庭美滿的一家之主，若沒有這場意外，相信生命是璀璨耀眼散發萬丈光芒的，但命運的捉弄，讓他們的海島婚禮停格在這一生最終的浪漫點；直到今日，我知道Karen的悲與喜、開始與結束，都與大海有關。於是二年前，我們在初冬排了一趟旅行，住進離海灘最近的民宿，希望我的陪伴與浪濤拍打下的沖繩朝夕，重新洗滌她已創痛且無力再戰的心。

我從不認為這是老天爺開的一個玩笑，因為，一點都不好笑！

從矢志要為臺灣廣大癌友爭取多一個合法合理的治療選擇權時，我們便知道這不是一條好走的路，特別是當年卡斯柏還拖著病體，自己的身體都顧不了了，更遑論還要號召其他癌友一起來一場絕處求生的生命搏鬥？癌友族群明明很大，但面對治療加上種種生活及心理適應的無暇與煩躁，導致癌友的聲音向來很薄弱。

他們是我身邊極少數極端浪漫但又極度急公好義的一對夫妻，當 Karen 送走摯愛從淚水中伴隨苦痛成長時，我開始為她分擔協會的一些事務，從每一個採訪的安排、政策的回應、活動的出席，到每一次的新聞發布，都因為我倆長久的默契與唯一不變的目標而能快速精準且到位。

但，不得不承認我們也不是永遠打勝仗的，有一次，我倆互相對對方說了句：「我們還要繼續嗎？那，然後呢？」一語畢，面面相覷。時間停滯約三秒後，彼此各自為自己腦海中竟然曾經閃過這樣的念頭感到不該；於是兩人默默舉起手中的咖啡杯，用敲擊杯緣的聲音取代猶如千軍萬馬奔騰的加油打氣。

本書描述了一對平凡夫妻不凡的人生歷練，講述了一場生病的小蝦米如何對抗大鯨魚的過程，字字句句，深刻動人，不只完整記錄了卡斯柏辛苦的醫療之路，更是將臺灣癌症治療推向新境界，背後一段極度悲傷但又無畏無懼的故事，請讓我們認識一個「為愛勇敢」的女人吧！

寫於 2020.08.09 午後

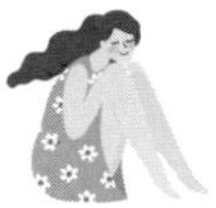

一對恩愛夫妻檔──細胞治療的催生者

林奏延（前衛生福利部部長）

二〇一五年九月，卡斯柏在公共政策網路參與平臺，提出希望細胞治療在臺灣合法化的提案，帶著自己與癌友們的親身經歷，訴說了遠赴國外治療的勞苦、多一個治療選項的盼望；提案一週內號召了五千多位民眾連署附議。

當時我擔任衛福部政務次長，正推動細胞治療管理雛形的規劃，行政團隊詳盡研究國外制度與法規，但在國內管理權責等設計上進度幾度膠著。卡斯柏的提案如一記響雷，適時地提醒我們回到初衷：政策，無非就是要為人民解決問題。也讓我們更加緊腳步成立了《再生醫學及細胞治療發展諮議會》、規劃修訂人體試驗管理辦法，二〇一六年我回任衛福部長後持續推動，並在後繼者的接力努力下完成修訂特管辦法。本書出版之際，國內已核定二十四家醫院、共四十六個細胞治療技術施行計畫，讓國人在國內即可接受治療。

令人惋惜地，卡斯柏沒有親身經歷到這些改變；但他的太太君霖成立的《台灣癌症免疫細胞協會》接起棒子，持續參與細胞治療法制化的路。依目前臨床證據，細胞治療並非癌症治療的萬靈丹，同時，也並非所有醫院、生技公司皆守法正派，反而成為細胞治療進展的絆腳石。因此，與病友的溝通、安全性的把關、違法廣告的管理至關重要，君霖領導的協會持續匯聚癌友的聲音，給予政策重要的建言。

本書紀錄這對恩愛的夫妻檔催生國內細胞治療的歷程，令人動容；也更企盼未來醫院、產業界都能秉持良心，在政府大力開放之下，真正造福更多人。

陽光還在，愛不會消失

洪淑惠（聯合報健康事業部營運長）

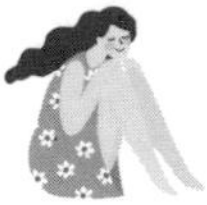

工作使然，我不得不成為渴求新穎醫藥資訊的人。常常看著一場場敲鑼打鼓的新藥記者會，一篇篇新療法或好或壞的論文發表，我心裡忍不住要歎氣，並想起狄更斯的話：「這是光明的季節，也是黑暗的季節；這是希望之春，也是失望之冬。」尤其對癌症病人，從未有過如此多的治療選擇。但太多的機會反使救命的決定變得無比艱辛。就算能聽懂什麼是標靶藥物、免疫療法、細胞治療和CAR-T……，恐怕也很難算得清藥價後面究竟有幾個零。

我工作的報社常辦名醫講座。每每才講完，就會看到醫師講者被聽眾團團圍住。有時還得工作人員介入喊暫停，才能把醫師營救出重圍。但有時，我們無法也不忍心打斷提問，他們多半是癌友或家屬，有的手拿厚厚病歷摘要，有的手執字條上寫著天書般的藥名或檢驗數字；提問也讓人鼻酸，一位年逾九十的老父在問，免疫療法能救他四期乳癌的女兒嗎？……

Karen 去年應邀來我們辦的一場關於細胞治療的論壇時，她美麗且哀傷，堅毅且清晰地陳述並請求，希望官方能正視相對弱勢且知識不對稱的病人權益。衛福部醫事司石崇良司長當場承諾設立細胞療法檢舉專線保護病人，也避免剛起步的細胞療法被汙名化。我強烈感受到 Karen 心中的悲傷和愛，是一樣的巨大呀！

展讀 Karen 的這本新書，心中默默地替癌症病人和家屬向她道謝。這是一本如臨實境的癌症求生新知指南，以尋常簡單易懂的書寫，解釋諸多艱深的癌症療法，還有真實可信的過來人建議。而 Karen 和卡斯柏相扶相持，直面重症的戰鬥，必能支撐眾多癌友和家人，帶著眼淚但勇敢地走下去。

雖然結局讓人落淚，但我想對 Karen 說，陽光還在，愛不會消失，請不要停止歡笑。這是最壞的時代，但我們努力的話，或有機會變成最好的時代。

走出傷痛，重新開創美好人生

陳春銅（台北美福大飯店榮譽董事長）

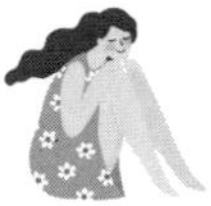

認識 Karen 是從十多年前委託她擔任兒子的婚禮顧問開始，也因此家中孩子們與她都有長期的往來。在得知其丈夫罹癌後除了震驚之外，雖沒有時常聯繫但也非常關心他們的狀況，後來雖然還是令人惋惜的結果，但從家人口中知道她在先生離世後還成立協會繼續推動丈夫的遺願，因而成立台灣癌症免疫細胞協會，除了為她繼續努力為其他癌友奮戰而感到開心，也很高興有機會能參與協會的公益事務。

在扶輪社貢獻多年，早已將公益事業視為人生的另一個重要領域，也深知取之於社會、用之於社會的重要性。對於 Karen 的公益事業一開始雖不甚了解，但在 2017 年 03 月舉辦的日本醫生來臺公益演講會當時，因為與日本久留米伊東院長有進一步認識，也感動於醫者仁心的體現。

在美福大飯店提供千葉大醫院醫生住宿期間，特別與千葉大醫生與久留米伊東院長餐敘。席間因為提及身旁有深受癌症而身體嚴重不適的友人，聽聞此事的伊東院長隨即無心用餐，甚至希望安排能跟病人與家屬相見確認狀況，期望能透過專業知識與經驗，提供一些在臺灣就醫的建議以減輕病人的病痛不適，視病猶親的行為無不令現場所有人動容。同時，也更進一步了解協會希望推動的目標，所有的一切都只是希望能為病人和家屬爭取一線生機，讓癌症治療的道路上多一個選擇機會。

期待 Karen 在未來的人生道路上能繼續為病人和家屬爭取更多權益和選擇機會，更祝福她能走出傷痛，重新開創屬於自己的另一個美好人生！

致勇敢的生命鬥士—卡斯柏

譚樂瓊（台灣寬頻通訊前總裁）

Cancer is possibly one of the most dreaded diagnosis for most people; fear for one's life and the ravaging effects of chemotherapy spring to mind in the first instance. For someone like Caspar, a young husband and father with a whole life of potential ahead, the cut seems much more cruel. But Caspar and Karen's journey through cancer is not a tragic tale, it is a shining example of a life well-lived, of love, of selflessness and of triumph.

This account, told in Karen's inimitable unflinching style, documents the couple's 3-year roller-coaster ride through Caspar's diagnosis, treatment and departure. Throughout the book, Karen recounts their experiences step by step, stage by stage. She shares with candour the shock and despondency of diagnosis, the suffering through repeated chemo therapy sessions that alas turns out to be for nought as his

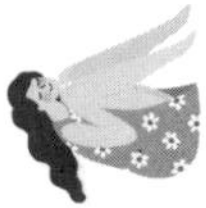

tumour does not respond to treatment. But even through all this, the couple's steadfast commitment and quiet determination to forge on against the onslaught of cancer is admirable. What also shines through in their journey is the community of care the two built around themselves, not just for their own needs, but more importantly for the needs of fellow patients around them. Caspar and Karen's tireless lobbying for the widespread availability of immunotherapy in Taiwan has changed the course of treatment for cancer patients here – a cause that they fought bravely on, side by side, even when it was clear that Caspar was not going to be a beneficiary of this change.

As someone who watched on the sidelines of Caspar and Karen's journey, I can only say that I am honoured to have had the opportunity to witness their bravery and commitment, and to be able to say to young Alwin that your father was truly a brave and exemplary man who left his mark on the world.

癌症對於大多數人來說是最可怕的疾病之一，腦海內馬上浮現對死亡的恐懼和化學療法對身體的巨大傷害影響。對於像卡斯柏（Caspar）這樣正準備迎接人生大好前程的一位年輕丈夫和父親來說，罹癌更是人生中無法承受的殘酷考驗。但是卡斯柏和 Karen 所共同經歷癌症的旅程，卻不是一個悲劇性的故事，反而給我們帶來是一個人生充滿支持、愛、無私與勝利的光彩耀眼典範。

Karen 有著她一貫獨特堅持不懈的態度，可以從她書寫這三年他們經歷的抗癌故事中窺見一二；卡斯柏從確診、治療和跨國求醫，三年多來的跌宕起伏。在整本書中，Karen 逐字逐句地講述了他們一路來的經歷。他們坦率地接受了診斷的震驚和沮喪，以及因為化學療法等反應而遭受的痛苦，最可惜的是，腫瘤對治療無反應，所有的受苦變得無濟於事。但是即使如此，這對夫妻以堅定的承諾和決心繼續前進，永不放棄抵禦癌症的襲擊真是令人欽佩。

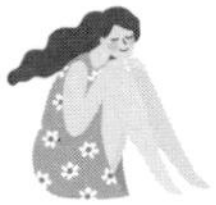

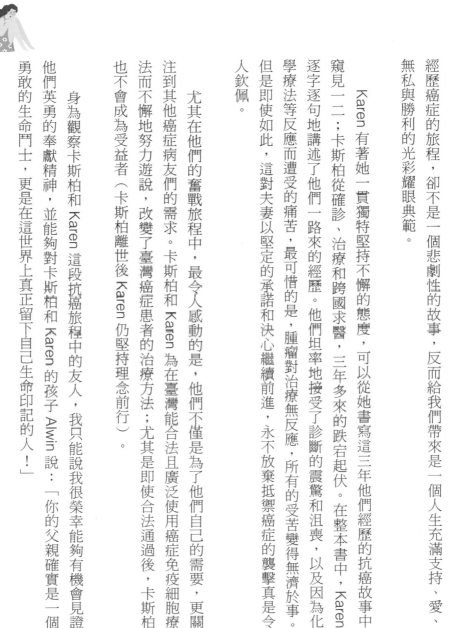

尤其在他們的奮戰旅程中，最令人感動的是，他們不僅是為了他們自己的需要，更關注到其他癌症病友們的需求。卡斯柏和 Karen 為在臺灣能合法且廣泛使用癌症免疫細胞療法而不懈地努力遊說，改變了臺灣癌症患者的治療方法；尤其是即使合法通過後，卡斯柏也不會成為受益者（卡斯柏離世後 Karen 仍堅持理念前行）。

身為觀察卡斯柏和 Karen 這段抗癌旅程中的友人，我只能說我很榮幸能夠有機會見證他們英勇的奉獻精神，並能夠對卡斯柏和 Karen 的孩子 Alwin 說：「你的父親確實是一個勇敢的生命鬥士，更是在這世界上真正留下自己生命印記的人！」

—自序—

用最真切的傷痛走向新人生

這本書從在螢幕上打出第一個字開始，就讓我感到無比的壓力，一方面我必須再次回憶到七年前讓我種種痛不欲生的一切，更由於書內很多真實的心情是我當初沒有勇氣公開分享的，最主要還是因為不想面對脆弱無能的自己……。但在他離世後那幾年，我一直躲在他的世界裡，用他的思維過著兩個人的生活，用他當作藉口躲在悲傷的保護殼內，雖然外表看起來樂觀堅強，但內心的陰暗面與不斷被忽視的悲傷，卻不斷浮上檯面，逼得我不得不正視自己的痛苦與傷痛。原來，一味地忽視、逃避，只會讓問題越來越嚴重，甚或讓我失去生活的動力。

當出版社來洽詢出書一事時，正是2019年09月初左右，我剛好面臨人生下一個階段—如何前進的疑惑，同時也是積累的悲傷已經快壓垮我的時刻。不知道是不是上天又要丟給我一個嚴格的考驗，亦或是給我一個機會完成他最後的一個小心願，也讓我可以徹底放下對他的執念．真正放自己自由……不論如何，我知道我從來不會做最輕鬆簡單的人生

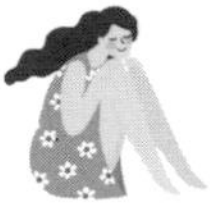

選擇，因此我又答應了出版社的出版邀請，開始動筆寫這本書。

但我還是高估了自己，才開始寫了短短的前言部分，交稿出去之後的三個月裡，我又陷入極度的悲傷中，完全無法繼續動筆……。只是一個開端，就讓我彷若又掉回到那段可怕痛苦的地獄裡，我不禁懷疑：我真的有辦法做到嗎？在那三個月裡，我不斷問著自己：到底為什麼要把自己心底最痛的那塊傷口再次地剝開給大家看？這不該是我自己一個人躲在保護殼內獨自舔拭的傷口嗎？

但如同卡斯柏說的，如果這段經歷可以成為其他跟我們一樣，在面對死亡威脅或人生最黑暗的低谷時，因為我們的故事能感受到一線希望，給他們更多勇氣願意選擇勇敢堅持永不放棄的話，那這些傷口的痛將更有價值與意義！因為經歷過共同的傷痛，所以我們可以一起鼓勵前行，任何黑暗之後必定迎來光明，不管要經歷多少黑暗無助的日子，我都相信只要堅定地保持信念，我們最深的痛也會給我們帶來最強大的力量，讓我們擁有最後等待光明到來的那一個神奇時刻。

僅以此書獻給所有在黑暗中痛苦掙扎的你我，**請讓我們用最真切的傷痛，勇敢且努力地走向我們的新人生。**

再次感謝所有一路上給予我們支持和關愛的家人、朋友、同事，甚至不認識的人，每一個關懷與愛我們都收到了，真心感謝你們！

台灣癌症免疫細胞協會推動特管辦法至今，各大醫院推出的計畫方案不僅僅價格高昂且療效未定，曾有人直言問我：「面對這樣的狀況，妳會後悔推動特管辦法嗎？」我也非常直接的回覆：「我曾經有一刻後悔過，在我覺得同樣的訴求與質疑說了上百回而沒有得到回應時，我當然也問過自己，到底做這一切的意義何在？我沒有辦法真正幫助到癌症病友和家屬，難道四年的努力對我來說，是個笑話嗎？當然不！我很清楚，這條道路還很長遠，目前只是一個開頭，不能盡如人意，但必須開始，不開始永遠沒有改善或是更好的方案出現，也許速度不夠快，但能開始才能鞭策加速或是因應調整，而不是一味忽視否定然後故步自封。」

很抱歉，我也曾經軟弱更會自我懷疑，但感謝這許多質疑和支持，讓我繼續走在正確

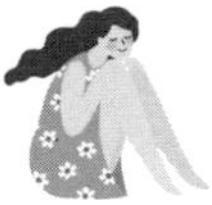

的道路上，我後悔要讓那麼多條寶貴的生命在等待中流逝，但我一點也不後悔站出來做這件吃力不討好的事，尤其以治療之名而斂財的非法醫療行為，更是我畢生厭惡且打擊的對象，請勿以病人和家屬的脆弱無助而假意協助，這樣的行為真是令人不恥至極！對於對付令人不恥的行為與人事物，很抱歉，我這一生都不會後悔，更不會感到遲疑或退卻！

此文最後完稿在2020年08月，期待日後再次審視，這許多亂象已終結，合理的價格與方案計畫都能如雨後春筍，在臺灣遍地開花幫助需要的人，更可以協助到海外求診的病人，這才是讓我堅持下去的一切意義所在，我衷心期盼著……。

目錄

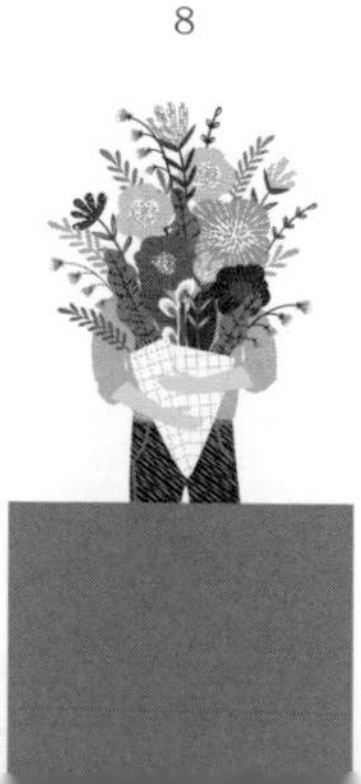

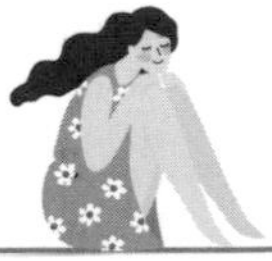

〈寫在故事之前〉

一直以來不太相信命運安排的我，相信靠自己的努力總可以改變一切，但冥冥中，我們的故事開始得那麼自然，卻又轉折得那麼離奇，最後更是逃不過命定的安排……我無力抵抗，雖然痛不欲生，但我願意為了成就你而欣然接受，為了我們珍愛的人事物，為了你我的孩子，為了你……我會繼續堅持相信下去，把人生過得更精彩美麗，為了你，我永遠的愛！

【楔子】

一場前世今生的夢，輪迴初見

相信因果的你，一直覺得自己欠我；十分相信命運的你，相信我們已經超過三世都是夫妻或情人，不論如何，總會在人群中找到對方，並決定相愛。

初聽到這段話，我就禁不住心裡的震撼，因為在遇到你之前半年，我就夢到過你，只是夢中沒有臉孔，無法得知是否就是你。夢裡你是一個成功的人，當我跟你結婚後，你對我無比的好，更生了一對可愛的兒女。正覺得人生幸福無憾之時，突然間，你跟我說，你決定要出家。無法置信的我，不斷地問：「那為何要來糾纏我？為何要結婚？為何要生下孩子？」一連串的逼問，我知道只是自己放不下你。夢中的我，委屈難過到淚水抑止不住……

為何我一直忘不掉這個夢？因為這是唯一一個讓我哭著醒來的夢；醒來後更發現半個枕頭都哭濕了。恍惚間，我只覺得好像經歷了一個人的一生，但那個人又好像是我，夢中那個對我非常好卻又跑去出家的男人，我有非常深刻的依戀與埋怨……

為什麼提到這個夢呢？你罹癌後，有一次突然跟我說你想出家，我心裡一驚，但只是笑著跟你說：「原來就是你這個傢伙！」你一頭霧水，被我批哩啪啦大罵一頓之後，我才第一次跟你說了我遇到你之前做的那個夢，我還跟你說：「你『又』想給我搞出家這一套，隨便你！等你恢復健康，孩子也滿二十歲以後，你想幹嘛我都不理你！（一邊說還一邊很用力地打了你很多下，我想上輩子沒打到的份，這輩子你都莫名概括承受了。）」

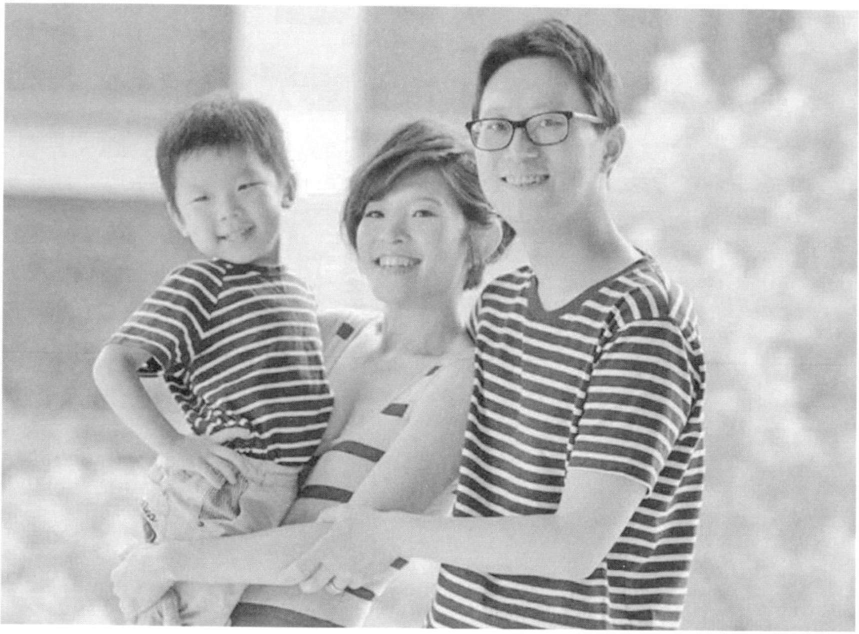

好笑的是，注定好的事還是逃不過，你再一次來渡化我。前幾世你都給我物質上完全的滿足與保障，也讓我知道你對我的全心全意與執著付出，所以讓我這一世甘願再為你走一遭；也是我許諾你的生生世世，但因為你對我的好，真的讓我每一次再苦、再痛、再不捨，都願意為你堅強勇敢。所以你每次都把事情安排好後，就瀟灑地把俗事交給我，回到你的菩薩佛祖身邊。

因為你，我相信我每一世都努力變成更好的人，陪你歷經許多，放不下的也學習放下，不瞭解的也開始理解，因為心中有你滿滿的愛與力量。我相信我可以做得更好，你把許多未竟的心願交給我，我也開始一步步完成中，相信我們的愛會讓我繼續為你勇敢！

我懂得你，你也理解我，這樣就很好。

第一章

平凡幸福 驟遇巨變

年少便相遇相知相愛，原以為人生就此圓滿！
萬般沒想到，卻在攀高峰前跌進萬丈深淵……

相知相惜的簡單滿足

命中註定的相遇

2000年大學畢業，當還在兢兢業業適應第一份工作的環境與壓力時，同一部門只有另一位同事，也是剛當兵結束後的第一份工作，兩個菜鳥就在每天並肩作戰的氛圍下，逐漸越走越近……，而這個人就是大家現在熟知的卡斯柏。

我們從認識開始，他就信守他的承諾，用朋友、兄長、父親的多元角色，一路照顧著我、包容著我、支持著我，讓我可以任性地做自己，並且在他的保護罩下，自由隨心生活著。雖然我們從初入社會的兩個小菜鳥，一路努力打拚到各自在職場占有一席之地，但我們始終是攜手撐過許多工作的壓力，於是在交往六年後，決定邁向人生的下一步。

對婚姻沒有太多憧憬的我，也讓卡斯柏傷透腦筋。求婚多年未果（當然跟他很爛的求婚招式有很大的關係），最後在他突然冒出「海外結婚」的想法後，終於讓我心動了……，也開始了我人生的另一個重要篇章。

一直以為自己的人生就是隨著父母的期望、社會的期待，一步步平穩地走下去……，不過，人生總有意外與機緣。

飛去關島結婚以前，總認為婚禮或是生活都是跟隨社會規範及家庭期望就好，但是歷經過關島婚禮的美妙經驗後，我想我再也無法忘卻「勇於嘗試」給我帶來的生命力與驚奇！因此在卡斯柏的全力支持下，我離開了從小一直追求的安定生活以及高薪的科技產業，決定走出最忠於自我的新道路，即使未來的路會很辛苦，但是只要勇於傾聽自己心中真正的聲音，我想，我會有勇氣面對未來的所有挑戰！（這段話是我當初 2006 年結婚後給自己鼓勵的話，沒想到時隔多年後再回首這段心路歷程，當初幸福的許諾與勇氣，竟為日後抗癌之路做了一個預言式的自我鼓勵。）

令人啼笑皆非的求婚招式

在開始新生活之前，還是要先抱怨一下很爛的求婚招式，才不會讓大家誤解是我太麻煩在刁難他。相信在看完原因之後，大家就會理解為何有人會需要花四年的時間來求婚，因為他自以為聰明的求婚方式，真是讓我啼笑皆非，但他卻還沾沾自喜覺得每一次都會大成功。

交往兩年多，卡斯柏就說要結婚，我當然會期待有一個浪漫的求婚，因此雙子座的他也信心滿滿的跟我說：「放心！我一定會給妳一個驚喜的求婚的。」結果，四年多來，他各式奇異怪招的「創意」驚喜求婚手法如下：

⊘加油無聊篇

有一次路經一間稀鬆平常的加油站準備加油，但因為等待加油的車隊太長，我倆在車內無聊之際，這位自許創意過人的奇特人士，居然就隨口問我要不要嫁給他，我當然就更隨意的回答他：「不要！休想！」哈哈……想要娶老婆還不用心，真的是齁……。

⊘杯盤狼藉篇

有一天，我手上正拿著雞腿在啃，嘴角油油的，桌上更是擺滿了一堆吃完的碗盤，結果這位仁兄又冷不防地、小小聲地跟我說：「嫁給我吧！」我這次已經懶得理他，只是搖搖頭，繼續把手中的雞腿吃完。

⊘塞車紅燈篇

後來更妙的是，還有突襲的橋段，不論是塞車還是等紅燈。他喜歡在車上求婚，其實也OK，但好歹也找個有浪漫夜景的地點，然後從車後座拿出玫瑰花或求婚戒指吧！但是偏偏總是在回家路上，或是令人心煩的車潮中，根本感覺不到其用心！最後，都讓我有點哀莫大於心死了。

火鍋店裡的浪漫

四年多來，在經歷了這樣無聊又沒創意的橋段之後，他終於決定找一間高檔一點的「火鍋店」。請大家注意：不是一間可以看夜景的浪漫餐廳，而是他很喜歡的「火鍋店」。（我後來回想，他恐怕已經覺得自己很用心了吧！）他呢！趁我的小火鍋開始冒煙時跟我說話，哪知店內還有電視，我正認真的看著新聞臺，根本沒理會他在說什麼。不過他這次的臺詞不是「嫁給我吧！」而是改口為「我們到國外結婚吧！」我第一次沒聽見，他還生氣了，叫我要認真聽他說話。好吧！我第二次總算聽懂了……。「國外」二字雖然也不浪漫，但是我腦海中開始出現了畫面，有藍天白雲的海灘、美麗的海景教堂……終於，我思考一分鐘之後，便決定了這一輩子，恐怕都要對著這個思考方式異於常人的雙子老公了！認命的說：「好吧！」就這麼答應了。

其實我也知道他已經很用心了，只是我喜歡的浪漫，實在不是他所能理解的，我也只好讓一步。有時候只能說，越是平凡的生活，日後回味起來，更是有溫暖的幸福感，因為那種幸福很踏實，也是點點滴滴累積下來的。重要的是，他這份每時每刻都在思考的用心，最終仍是感動了難纏的我。

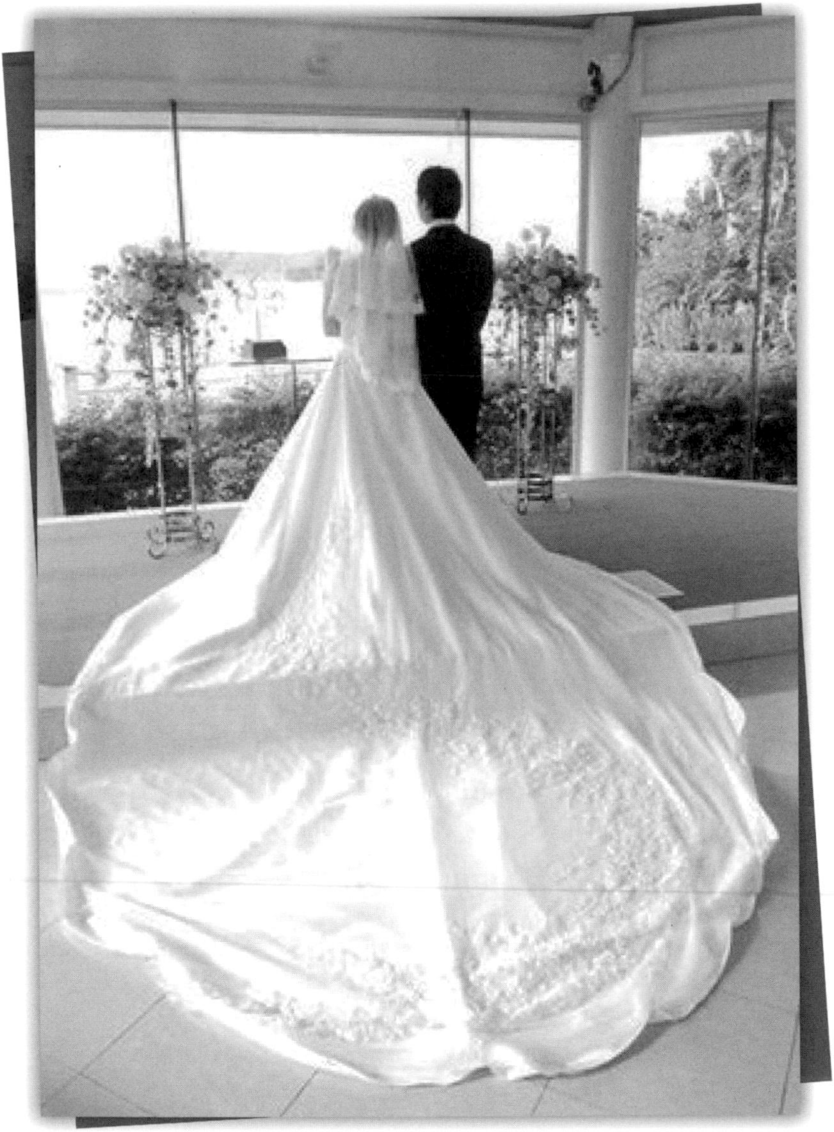

順遂的婚後生活

婚後的我們也繼續為生活努力打拚著，尤其他全力支持我完成夢想的心願，讓我非常感動！不論彼此工作多忙，我們也一定會在睡前彼此聊天，也會安排假日到戶外走走，或是偶爾安排兩天一夜的小旅行……，生活就在繁瑣而忙碌的每一天中，快速地飛逝。

結婚兩年後，我們打算完成另一個重要的目標，就是為家裡增添新生命的計畫。很幸運地，我們很快就成功了。我們一直很感恩，因為我們的人生沒有太多阻礙與困難，雖然很平凡單純，但我們很惜福，也很知足，總覺得上天已經待我們很好，所有的想法與目標都朝著計畫順利邁進。

孩子出生後，卡斯柏因為很疼愛孩子，也對孩子有很高的期望，因此開始給自己很多壓力，並且在沒有和我商量的情況下，做了很多讓他自己壓力負荷過重的決定，像是買了新房、新車、給孩子的東西都盡力是最好之類的。

身為父母，當然可以理解他的想法與努力，但他卻自己默默承受，遇到壓力或困難也不商量討論，當然他是體諒我工作家庭兩頭燒，希望我能全心做出一番事業與成就，並把孩子照顧好，其他的經濟壓力或未來規劃他就拚命一肩扛起。

然而，就在孩子出生四年後，我們正在為人生如此順遂滿足，感覺未來一片美好可期時，我們就猝不及防地遇到人生最大的難關與挑戰—癌症，這個可怕又可恨的噩夢也改變了我們的一生！從那一刻起，美好的生活從天堂掉落到地獄，我們承受身心無比的煎熬與痛苦，這一路走來的辛苦與心酸若是沒有真正經歷過，是很難理解與體會的；也因為我們走過，所以日後也能更心疼曾經經歷過的人。現在，我就要開始從頭回憶起這一路刻蝕在內心的點點滴滴……

罹癌的懷疑和沮喪

壓力大崩盤

有了孩子之後，卡斯柏背著我抽菸、不正常作息、給自己很高的期許與壓力，然後，越來越不喜歡笑、吃東西不注意、喜歡吃一種東西就拚命吃不節制、不注重保健……。這些都是當我聽到他罹癌後一直在找的可能答案；為什麼是他？到底為什麼會得癌症？一直到我後來認識更多的癌症患者後才發現：以上種種都可能是觸發的誘因，但不是絕對因素。其實每個人的基因或身體裡都有癌細胞存在，只是看何時或是如何被觸發而已。

當時身體看似如此健康的他被診斷出癌症，而且是鼻咽癌第四期，對我來說宛如似晴天霹靂般的打擊，更何況是當事人的他！

一開始卡斯柏的不舒服，我們都以為只是單純的感冒，應該是被孩子傳染了。一直以來，我和小孩從來沒停止過吃藥，吃藥已經當吃補的母子倆，竟發現了從來不生病的他居然也感冒了，我還一派輕鬆地提醒他：「趕緊去看醫師，免得我們三個人一直交叉傳染！」

於是他乖乖地去看了醫師，但三個月的時間，他看遍各診所的耳鼻喉科，感冒卻一直都未見好轉。大部分的醫師都說只是鼻涕倒流，只要吃藥、休息就好了，唯有其中一位老醫師提醒他說，如果感冒真的太久都不好，最好去大醫院檢查一下。而到了知名健檢診所檢查後，也只發現鼻內有「瘜肉」，可能病況是因此而起……，於是他更不以為意了。沒想到，他後來覺得左側脖子淋巴處開始疼痛，自己也擔心

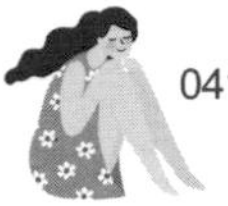

了起來，心想：「怎麼一個感冒拖那麼久都不會好，而且開始會痛？！」

噩夢的開始

卡斯柏終於決定去大醫院徹底檢查。

九月的某一天，他去了公司附近的馬偕醫院做檢查，耳鼻喉科的呂醫師是個經驗豐富的好醫師。初步檢查之後，呂醫師當下立刻跟他說：「我懷疑是鼻咽癌，我想做進一步的病理切片檢查，你下禮拜再來回診看報告。」聽完醫師的話，卡斯柏頓時覺得晴天霹靂，腦袋一片空白，整個人呆坐在診療室的檢查椅上，臉色慘白、全身發軟……，彷彿是過了一世紀那麼久，才在醫師和護理師關心的言語下回神，慢慢起身。但當下他沒辦法立刻和我說這個噩耗，只簡單發個簡訊告訴我：「我下午請假回家休息，我很累……。」不了解狀況的我只回覆他說：「累了就趕緊多休息吧！」我什麼都沒有多想，更沒有想到要打電話關心他一下。

回家之後，他也不發一語，隔天還自己打起精神去上班。但，因為擔心，也導致他更沉默了……。一直到禮拜六，他終於憋不住跟我坦白說，下禮拜要去看檢查報告，因為醫師懷疑他罹患鼻咽癌。我乍聽的當下，完全不相信也不擔心，只是懷疑著說：「哪裡有可能？拜託！你身體好到幾乎不生病；而且你家族也沒有癌症病史，那個醫師是不是在嚇你呀！你被騙了啦！」在我極度白痴的樂觀態度下，他也被我逗得開朗了起來，又開始正常的吃喝、放心睡覺，而且也開始跟我一起叨唸著說，「醫師會不會太誇張了……」（事後證明我的白痴樂觀，在這痛苦又艱難的治療過程中，還是起了作用，竟然給他一個莫名的相信力量，這也是我當初開始寫部落格分享抗癌歷程的原因。因為**抗癌真的需要樂觀堅持、相信自己，唯有如此，醫師、自己和家人才能發揮極大的力量度過這一切！請大家一定要「永不放棄」！這不是口號，這是我們的親身經歷**）。

罹癌確診

回診看報告那天，他因為緊張擔心要求我陪他一起去醫院，我為了讓他安心，豪邁地說：「當然！一定要去笑一下那個醫師啦！」當天中午我們還先去吃了他最喜歡的刀削麵，緩和情緒後才出發去看報告。或許是因為有了食物的力量（這時候還沒有相信的力量……），他也開始談笑風生，感覺沒那麼緊張了。

途中，我接到了在馬偕工作的姊妹淘偷偷打電話跟我說：「我幫妳問過了，卡斯柏真的罹癌了，只是要做更詳細的檢查才能知道是第幾期！他在妳身邊嗎？先不要跟他說好了，免得他不去聽醫師的說明。」聽姊妹淘在電話那端地說著，我當下強裝著冷靜，只是淡淡地回應說：「好呀！感謝妳的關心，我會幫妳轉達的！」掛上電話，我跟老公說：「我有事先請姊妹打聽了，但醫師報告好像沒辦法先看到，我們還是去聽醫師說明吧！」為了不讓他起疑心，我還故意跟著車上的音樂哼著歌，但其實心早已經涼了大半截，並在腦海裡不斷地問自己：「怎麼會這樣？！怎麼會發生在他身上？！怎麼可能？！」

一路上的演出，我想我可以拿金馬獎了。一直到醫院的檢查室之前，他都不知道其實我早就知道報告結果了；因為我怕他崩潰，更怕我崩潰後讓他更難過。到了醫院，他坐上檢查椅準備聽報告結果，我握著他的手……

醫師一邊看報告一邊說：「王先生，報告結果是惡性腫瘤。我們可以安排你今天住院檢查，待確定第幾期後，可以立刻開始治療……」

我感覺到他的手一緊，臉色大變，但語氣跟我一樣故作鎮定。他問醫師：「可能是第幾期？治癒率有多少？」

「這一切都要等檢查結果出來後才知道。我先幫你辦住院吧，你先趕快去辦手續，先不要太擔心，鼻咽癌治癒率很高喔！」呂醫師很專業也很親切的回答著。

終於，我忍耐許久的情緒，就在走出診療室的那一刻爆發了！我跟卡斯柏說我要去一下廁所，結果就在廁所內開始崩潰狂哭，腦袋一片空白，只能不停地一直哭一直哭，眼淚不停地流、止不住地流……，但很快地，我恢復了些許理智（我就是那種即使遇到再混亂的狀況，但還是能想到下一步處理動作的性格），我馬上打電話給公公，請他先幫我去接小孩。我還記得，當時已經哭到停不下來的我，是用非常哽咽的聲音跟公公說老公生病的消息，我想他一定被我嚇壞了，因為那時候實在是哭得無法控制，淚水自動不斷湧出，完全沒辦法停下來！

為什麼是我？！

正當我在廁所大崩潰之際，卡斯柏卻是異常的鎮定，因為他在我從廁所發洩回來之前，一個人已經開始辦理病理切片報告，並先打電話至其他醫院掛號希望複診確認，更已經辦好重大傷病卡的申請手續等等。事情過後，每每回想起來，都覺得他表面雖然看似鎮定冷靜的面對罹癌的打擊，但我相信，若那時他能大哭一場發洩出來，說不定就不會有日後的昏倒事件發生。

不過這一切都很難定論，只能說每個人聽到「癌症」發生在自己或家人身上時，恐怕第一時間都無法接受，只能崩潰大哭或是想逃避！（後來在病房聽到許多病友分享，發現每個人的歷程都不太一樣，但大都有「為何是我？！」的衝擊與痛苦過程；從不相信到生氣難過，從極度沮喪到積極治療，整個過程的心情起伏，比搭雲霄飛車對心臟的考驗更大！）

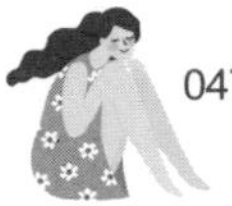

相信的力量

崩潰的卡斯柏

一整個晚上，我的眼淚沒有停過，卡斯柏淡淡地跟我說：「我明天一早會先去另一家醫院做檢查，並和醫師討論治療過程。我知道妳明天有活動要主持，妳不用陪我去，我自己一個人開車去就好！」然後就早早上床休息了。

我一整晚都想找人幫我代班，但因太臨時了，又怕會耽誤到好友託付的活動……，於是就這樣擔心了一整夜後，隔天早晨頂著個腫得像豬頭的臉去上工。還好我的演技不錯，大家完全都沒發現異樣。

一直到活動結束後，我才和朋友說了老公罹癌的事，朋友聽了也嚇一大跳。但因為我還不清楚完全的實際狀況，所以我沒有讓太多人知道，只告知了家人和工作伙伴，我其實也怕太多朋友的關心，會讓我一時間太脆弱，反而更無法去面對與接受。但當我自己調適好之後，我很積極地讓周遭朋友知道這件事，同時開始尋求支持的力量，因為唯有很多的溫暖以及關心，才可以給罹癌的病人及家屬更多努力堅持走下去的力量！

一句話的力量

在過程中，我也深刻體認到一件事：醫師的一句話，對病人造成的影響力是多麼的巨大！

卡斯柏後來再去醫院複診，結果醫師的一句話讓他徹底崩潰了。其實醫師並沒有惡意，他只是習慣把最壞的狀況先跟病人說清楚，而原本卡斯柏的內心就容易悲觀，醫師照實說的那一番話，把他為掩飾脆弱的故作堅強打擊得體無完膚。據當天的護理師描述，卡斯柏在聽完醫師的話之後，當場對著醫師和護理師放聲大哭……，我聽到這些，也心疼地一直掉眼淚。總之，那一陣子，「哭」雖然不是解決問題的辦法，但對愛哭的我來說，卻是唯一的發洩管道。

經由這些事件，我真心覺得；難過、傷心時，千萬不要壓抑自己的情緒；當然也不能讓自己一味地陷入悲傷的情緒而延誤了就醫！

夜半的驚恐

自卡斯柏生病之後，令我驚恐的事件接二連三的發生！

卡斯柏複診的當天晚上，凌晨十二點左右，我半夢半醒間發現卡斯柏起身想去廁所。沒多久，就聽到一聲巨響。我頓時被嚇醒，立刻跳下床察看……結果發現他昏倒在地。我不斷狂喊他的名字並用力拍打他的臉頰，還好約莫十至三十秒間，他就清醒過來了，但卻久久不能說話，只是全身一直發抖；我也被嚇得一直抖個不停。

約莫過了一分鐘，卡斯柏見我仍因驚嚇過度而抖不停的身體，他自己倒是先冷靜下來了，他要我打電話去醫院問問是否有救護車可以送他去急診室。可當時的我，嚇到連電話也找不到。終於打通電話了，卻因為聲音顫抖，我連話也說不清楚，最後還是他自己和醫護人員簡單說明情況。但醫院人員卻跟我們說，若是人已經恢復意識的話，應該是沒什麼大礙了，若仍堅持要到醫院的話，就要自己坐計程車過來；只是目前癌症中心沒有急診部，所以即使到了醫院，也要等到隔天早上醫師來了才能處理……。在說明的過程裡，醫護人員的態度雖然一直十分親切友善，但我聽到這樣的回答，只是覺得更茫然，也讓人更頭痛。

求助的重要

「我們到底該如何是好？」我一時之間真的人都慌了，不知該怎麼辦？於是，我又立刻找救兵。我連續打給老公住在中壢的大表姊、二表姊以及北投的大表哥，甚至是我自己的弟弟以及住在離我家最近的姊妹淘……所有親人都在半夜被我騷擾了，因為，此時的我，極度需些建議或支持的力量。（現在想起來，真是感到萬分抱歉！但我是一個憋不住的人，我實在需要很多親友給我力量，所以我從不害怕求助或開口。而事後也證明了，家人朋友的愛也是支持我們最大的力量！）

所幸，我的姊妹淘還在工作，三更半夜接到我這麼驚恐的電話，二話不說，立刻請她老公帶著小孩子開車送她來我家。當晚我一看到她，就像是在大海中找到一根浮木似的，抱著她不停地哭泣，感謝她在大半夜讓我有依靠能宣洩這無法壓抑的情緒。所有被我騷擾但電話沒接通的家人，也在沒多久後，回電了解狀況；甚至連遠在中壢的大表姊和表姊夫也擔心得不成眠，直奔臺北來家裡「坐鎮」，給我們支持。

這一晚，大家都給我和卡斯柏很多的關心和力量，讓我得以很快的安心下來。但沒想到，當晚昏倒引起驚慌的這位當事人，居然在驚動了這麼多人、嚇得我一整晚都不敢闔眼之後，開始打呼熟睡……，我只能說，這真是老天想要鍛鍊我的第一個考驗！

好吧！還好我有一顆還算堅強的強心臟以及與生俱來的莫名樂觀力量，讓我能先度過這一晚可怕又難受的經歷！

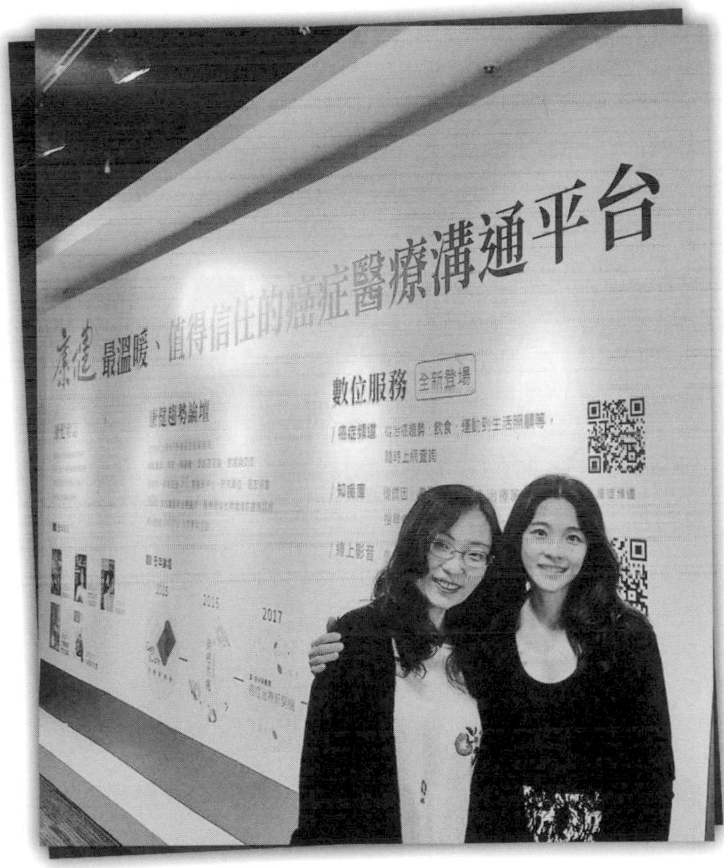
最溫暖、值得信任的癌症醫療溝通平台
數位服務
全新登場

（左一：一路上給我支持並與我一同奮戰的姊妹淘紀葳）

● 第二章 ●

抗癌艱苦 永不放棄

一路備受打擊的抗癌艱辛之路，為了孩子、為了家人，
堅持不放棄希望，終於在海外出現一線曙光！

相信專業，相信自己

治療遇貴人

這一次的「昏倒事件」讓我萌生想轉院治療的念頭，因為若是又發生同樣類似的緊急事件，我實在無法承受在沒有專業人員的協助下，自己一人面對、處理；我害怕束手無策的狀態，不想再經歷了。雖然「相信」的力量很重要，但這一路來，我們更堅信醫師的專業治療，因為只有相信醫師並且積極治療，才有治癒或是控制好癌症並與之和平共存的機會！

在卡斯柏第一次昏倒之後，我們兩人前往醫院和醫師討論。果然那位醫師又把所有最壞的可能結果分析給我們聽，聽完後只有一個感覺：無論治療或不治療似乎都沒什麼希望。當下我們兩人相對無言。走出了診間，來到了醫院大廳時，我們兩個人壓抑許久的情緒都再也忍不住了，我們就在人來人往的醫院大廳一角，彼此抱頭痛哭。直至他止住了淚水，我還是一路哭個不停。

我們討論了一下，決定要立即轉院治療。我不顧他微弱的反對，只跟他說：「如果連醫師都沒有信心，我們治療的路還怎麼能走得下去呢？！」

我一路哭著，一個人到另一家醫院辦理住院手續。待一切都安排妥當後，卡斯柏和家人一起過來會合，但從他不發一語的態度，我感受到他已經放棄了所有的希望，這一連串的打擊讓他覺得「治療」對他的病情不會有任何意義或產生效果。

所幸，這位新的主治醫師的態度和個性非常能「對付」卡斯柏。當然我相信每一間醫院的癌症治療醫師都很好，但如同我前面說的，每一位醫師的性格不同，而且卡斯柏是一個很容易意志消沈以及自我放棄的人，因此我後來接觸的主治醫師——何青吟醫師（她目前已退休，但她這一生都是我們家的貴人。再次感謝何醫師），她的認真以及體貼病人的心，讓悲觀又封閉的卡斯柏，終於能重拾信心並且尊重醫師的判斷和決定。不僅順利地打下了穩固的醫病信賴根基，也讓我們之後的治療在不論遇到什麼樣的瓶頸和障礙，都能因有良好的醫病互動關係而出現了更多的轉機。何醫師真的是我們的恩人！

抗癌的關鍵因素

抗癌是一場長期抗戰，過程其實很煎熬。我和卡斯柏常因彼此過大的壓力和治療時遇到的無助感，讓我們時而幾乎要吵了起來。因為在治療過程中，卡斯柏有時

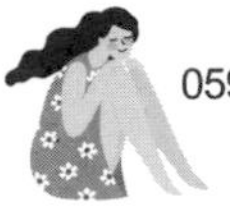

候真的很不聽話，不願遵從醫囑，但我又為了他好，一副擇善堅持的態度，常常會讓我們兩人處於情緒緊繃的狀態。

其實，這狀況對病人來說也是一種痛苦。後來我發現他很聽何醫師的話之後，便開始私下拜託何醫師，當卡斯柏不合作的時候，出面幫我要求他或是讓他知道不聽話（通常是因為身體太不舒服而不願意正常吃飯）會有什麼結果（不吃飯就會造成白血球下降。而的確之後也發生很危險的性命交關事件，後面章節詳述）……。我只能說何醫師真是固執病人家屬的救星，因為有了她，讓我著實輕鬆不少。當然身為家屬也必須不斷給自己打氣和紓壓，因為我很清楚，若是連我都倒下了，他一定會更走不下去。（神奇的是，一向吃藥當吃補的我，在醫院陪伴治療的半年裡，居然沒有感冒生病過。我自己判斷，是因為強烈的精神意志克服了身體的問題，讓身體產生不能生病的訊息吧！）

2012 年 09 月確診之後，緊接著是一連串密集的檢查。何醫師用很堅定及很令人信賴的專業解釋說，第四期只是一個名詞，因為沒有遠端轉移，所以治癒率很高；至少有 70% 以上……，要我們不用太擔心！這樣的態度立刻增強了我們的信念，而卡斯柏也終於願意開口和醫師討論接下來的治療計畫。

卡斯柏的轉變讓我很開心；我也確定我們的確是適合遇到樂觀堅定的醫師。因為病人和家屬最恐懼的時刻，也就是在被宣判第幾期、是否有轉移到淋巴、是否有遠端轉移等這三大要點關係，因為這些根本問題影響著癌症的治癒率，也是影響所有癌症病人是否有信心做完痛苦療程的最開端。如果醫師一開始就用很悲觀的態度，或是先告知最可怕的懷疑結果，我相信即使再堅強勇敢的人，都無法堅持信念做完全部的治療的。所以，我要再次重申：**堅強與樂觀的態度，在抗癌歷程中占有舉足輕重的關鍵因素。**

來自病友的關心

在半年的治療期間，何醫師每一次都很認真跟我們說明每一項檢查結果、治療狀況與進程，並且很關心病人的飲食、睡眠、心情狀況，這些舉動都讓我們感到無比的信賴與安心，也讓我們更有勇氣走下去。後來何醫師說，她很少遇到像我這樣樂觀又堅持的病人家屬（因為有一次我在病房看喜劇片，一個人邊看邊笑，為了怕吵到睡覺的病人，我還特地關靜音；看到好笑的地方不小心笑出聲，還會自己趕緊摀著嘴巴……剛好這一幕被何醫師看到了。我記得當時我是跟醫師這麼說的：「我沒辦法一直哭著過日子，我要讓自己笑起來才能陪他一直走下去！」然後，還推薦醫師一定要看這部電影……太好笑、太紓壓了……）我想當時醫師真的對我的行逕感到震驚了！但她也跟我說，這樣的態度很好，希望我能一直保持這樣的樂觀心態！

在卡斯柏的治療期間，我們也認識一位病友，他是一位警察，人不但熱心，更時常關心我們。雖然，他和卡斯柏是同時期開始進行化療，但他比我們早三天治療，化療對他產生非常大的副作用。身為警察人員的這位病友，原本是參加鐵人三項的勇健體魄，卻因化療的副作用不斷地嘔吐，吐到全身虛脫……，因此當他拖著沉重的身體來給老公建議和打氣時，我真的深深被感動。素未謀面的陌生人，只因為感同身受在即使自己身體都承受不了時，居然還能付出關心並懇切地幫助他人，這份情誼讓我至今仍深深感謝他。也正因如此，在治療的一路上，我們努力和他一樣，關心每一個願意接受意見的病友，希望把我們受到的恩惠也同樣回饋給其他跟我們一樣身處在恐懼、害怕及無助中的病友和家屬們。

悲觀 VS. 樂觀：地獄天堂一念間

陪伴的力量

我們雖然不斷傳達正面力量，「要樂觀、要樂觀……」，但對未曾生過這樣的大病或未曾體驗過這些治療過程的人，一定以為只是口號，或只是我們自我催眠。但我卻必須說，這一切都是我的親身體驗！因為只是「一念之間」，我們曾從地獄回到人間，一切都只是單純地因為想法的改變。

在醫師的堅定鼓勵下，原本徬徨失措的我們，一顆慌亂的心慢慢穩定了下來，而且開始相信未來是有希望的。就在治療前一、兩晚，我鼓勵卡斯柏到病房外走走，不要一直在病房裡一個人悶悶不樂的。他也聽話地敞開心房開始出去認識病友。迎面而來了一位很「熱心」的病友，他好心的提醒我們說：「你這樣不行啦！都沒有戴口罩，你知道嘛？化療後抵抗力很差喔，萬一感冒就要送進加護病房，很危險呢！你最好這一輩子都不要感冒……」

我斷然沒想到，說者無心，聽者有意，我老公只聽到「感冒、加護病房、一輩子」這三個關鍵字，他立刻臉色大變。我一看他臉色不對，就跟其他人說我們要出去走走，立刻拉著他離開那位熱心的病友，開始往外移動。

果不其然，負面悲觀的他在靜默十分鐘後又突然幽幽地跟我說：「不治療又怎樣？如果一輩子要擔心受怕，那我真不如死了算了！」

聽到的當下，我只能壓抑怒火，緩緩地跟他說：「不治療是不會怎樣，但如果你真的只為了怕感冒而不治療，那我可以肯定的告訴你，你不會因為感冒死去，也不會因為癌症死去，你是因為延誤就醫自找死路而死去！」

從罹癌確診以來，我從沒跟他說過一次重話，更忌諱提到死亡，只因為死亡一直是我們心頭的陰影。但我發現，若不能以正確的心態去面對這件事，並試著讓自己找到求生方法，我們抗癌的這條路只會更辛苦！

聽到我說了重話的他，自己默默回到病房裡。他沉重的背影，讓我感覺他一切的配合治療都是為了我和孩子，而非自己本身的求生意志。這種無形的壓力，真讓我瞬間喘不過氣來！但我知道，只有我可以給他信心和力量，所以當下我決定放下一切（工作、小孩、寵物），我跟他說：「不論整個治療過程會有多長、多辛苦，我們都會一起度過；我如果真的很累，你也不用擔心，我會找人支援，我會一直都陪在你身邊的。」

（後來他變得十分依賴，我幾乎二十四小時都陪著他，當時連療程的支援系統都沒有時間再找。我就是專心的陪伴，深怕他又胡思亂想或是想偏了而影響治療結果。雖然比較辛苦，但我發現：能有力量撐過療程或是能比較樂觀面對癌症的病友，大多是因為有親友的陪伴與支持的力量；尤其是悲觀病人的家屬，一定要找到許多支持的力量互相來支援照顧，這樣的互動會給病人更多正面的能量。）

●

我記得當時有另一位病友，她妹妹是護理師，為了姊姊放棄了一切，也是二十四小時照護。但姊妹個性不合，雖然非常關心彼此，但姊姊卻完全忽視妹妹的照料而一味沉浸在自己的悲觀裡。後來我跟妹妹聊一聊，建議她找姊姊最在乎也願意聽勸的人來關心照料或許會比較好。後來病友的兒子來了，原來他也是放棄了在大陸的工作，回到臺灣留下來照顧媽媽。我跟這孝順又聰明的兒子聊了一、兩次，教他如何逗媽媽開心，結果本來悶悶不樂的病友，居然判若兩人，後來每次再見到她的時候，都沒有出現任何副作用，甚至氣色紅潤、談笑風生。

我甚至逗她說：「妳現在恢復小姐身材，都可以去選美了！」她開心得哈哈大笑！那一刻，我就知道她沒問題了；她的家人也跟著開心地笑了起來，連陪伴的人也沒有任何問題了。我懷著喜悅的心，看著跟我們一樣努力奮戰並關心彼此的一家人，心中頓時充滿感動與喜悅。

病友的相互支持

很多病友其實只願意聽病友的鼓勵分享，因為其他人給再多正面力量都只會讓他們感覺是寬慰之詞。對病人來說，沒有「感同身受」這回事；他們常會有一種「你又不是我，你懂什麼治療痛苦？」的自我折磨意識（包括我在鼓勵卡斯柏的過程中都曾被嗆過幾回……），但其實都是因為治療後身體的不適感，讓他們只能用這種方式來發洩痛苦情緒。所以，不論是家人或陪伴者在體諒病人的同時，都還是需要藉助其他人的力量，尤其是能感同身受的其他樂觀病友的分享與經驗，加上配合專業醫師的建議，試著求助、試著改變，才能讓病友少受點身體和心靈的折磨。特別神奇的是：有些人的副作用真的居然因此而減少了；原本擔心受怕的痛苦也沒發生了，心情反而逐漸開朗樂觀起來……，這些都是真實發生在曾經跟我們一同奮戰的病友們身上的情況，我親眼見證了在他們身上發生的奇蹟與力量！

對此，我不得不再一次感謝給我們第一個正面力量的病友，他爽朗的笑聲一度讓我們以為他是實習醫師，他是來巡房的。

他一進門就開朗的跟我們說：「你們好！我是鼻咽癌的病友，我治癒五年了；每年都會盡量回病房關懷其他病友。不知道你們願意跟我聊聊嗎？」

看到這麼年輕的孩子，我們完全被震攝住了，我立刻熱烈歡迎他留下來分享。過程中，他熱心地推薦一些自己的照護方式與健康補充的建議，並以自身為例，不斷鼓勵我老公要勇敢、要快樂，因為治療雖然痛苦，但好了以後，其實還是像正常人一樣；只是變成一個更愛護自己身體健康的正常人！（這句話說得不能再好了！我當下很想擁抱這個勇敢可愛的小弟，他的智慧與勇氣真不是一般人能比擬的！）

二十分鐘的大反轉

這位治癒的病友，當時才二十八歲。已有兩個孩子的他，原本在五星級飯店當麵包主廚，罹患鼻咽癌後，便到臺中和老婆小孩一起過著單純的幸福生活。他本身沒有任何惡習，就是壓力失眠而導致癌症發作。但他的樂觀天性，不僅幫助了他自己，也是上天賜給我們的一個禮物。時至今日，我仍衷心地感謝他！

卡斯柏跟這麼開朗健康的過來人暢聊之後，他整個人鬥志與精神才恢復了過來，連護理師都笑他說：「王先生，你終於有點精神咯。」那時，我才知道，原來一個人的悲觀恐懼是那麼外顯，旁人都看得一清二楚，只有當事人自己看不出來；當然，也可能是因為自己欺騙自己吧！

卡斯柏從恐懼死亡的地獄，慢慢回到充滿希望的人間，這一切都只是二十分鐘內的轉變。他後來積極配合並努力接受我的所有照護方式，也讓他比其他病友少了許多痛苦。我們前三次化療，他沒有嚴重的副作用，只要睡三天左右就恢復精神了；雖然還是比以前虛弱，但和其他吐到虛脫、甚至吐血的病友比起來，我只能說，我們很感恩！我們在這段治療歷程的一開始，身體苦痛並沒有特別難熬，已經算是不幸中的大幸了！

身體受創、心靈煎熬

艱難的抗癌治療

鼻科主治醫師、放射線科醫師、血液腫瘤科醫師組成一個醫療小組，共同開會討論後決定：卡斯柏需要至少先做5次化學治療（簡稱化療），33次放射線治療（簡稱放療）；療程結束後三個月，再照核磁共振討論是否追加療程或是完成治療！這是一開始的原訂治療計畫。

治療一開始，在各方貴人及好友們推薦的保健產品使用下，加上警察病友推薦使用劑量125 MG的止敏吐，果然讓卡斯柏在前3次的化療時，幾乎沒有太嚴重的副作用。雖然每次結束回家後，還是虛弱一個禮拜，但和許多吐到全身虛脫的病友相比，已是相對順利且幸運的了；甚至在我的養豬計畫下（擔心日後會減少太多體重，因此我實施一個養豬計畫），他還胖了三公斤多呢！

就在放療到二十多次時，卡斯柏身體的負荷已接近臨界點，我感覺得到他日漸沉默，每天放療結束吃完東西後立刻倒頭就睡，讓人覺得他度日如年。但因為他開始變得配合度高了，加上每天風雨無阻的行程，我也沒有特別發現他的壓抑。我仍是每天盡量逗他開心，讓他覺得自己是正常人。（這時他仍偶爾會進公司，這對他來說是種紓壓，同事的鼓勵更是一大助力！）

後來聽同事說我才知道，他背地裡跟同事說，他其實很想放棄……。乍聽這些話時，我沒有生氣，因為我能理解他不想跟我分享他陰暗面的部分；可能他也理解我一直死撐著樂觀的信念，就是希望能給他最好的支持力量。若讓我知道他還一直想放棄，他也擔心我會崩潰吧！這點也是卡斯柏一直以來很體貼的地方，他一直很顧慮我的心情，即使病痛纏身，他還是努力關照我的身體健康和情緒好壞。

在放療治療期間，醫院還安排了一次電腦斷層，也就是俗稱的「定位」，希望能將放療部位縮小；也就是腫瘤如果縮小了，放療部位就會跟著縮小，這樣病人日後損壞的正常細胞就會比較少，也可以比較快恢復健康。正當我們興致勃勃準備聽到腫瘤縮小的好消息時，卻聽到了晴天霹靂的結果，而這也是我們整個治療過程中最大的阻礙和打擊！

出乎意料的結果

歷經萬般辛苦與折磨，第一次原訂治療計畫終於結束，我們期待能夠從醫師口中聽到好消息。但萬萬沒想到，這一次的打擊對卡斯柏和我來說，比聽到罹患鼻咽癌的當時可能更嚴重、更沮喪！

放射線科醫師說：「腫瘤非但沒有縮小，而且還有變大一點點的跡象，這是他二十多年來從未見過的狀況……」

聽到這裡，我立刻就打斷醫師的話。我問醫師：「會不會是腫瘤附近組織發炎腫大造成的？還是有其他可能性？」

醫師只是一臉遺憾與無奈的表情，不斷反覆地說：「我建議你們可以和主治醫師以及血液腫瘤科醫師討論，是否追加療程？但放療已確認要追加到35次，而這是此次治療最極限的治療劑量了，我也只能做到這裡……」

聽到這裡，我和卡斯柏的臉色一陣青一陣白，兩個人有那麼一段時間無法言語。但還是他理智恢復得比較快，他強打精神鎮定地說：「好，那就追加吧！」

醫師也警告追加後·未來會有血管更脆弱的問題。可是卡斯柏仍執意建議追加，因為他想不出更好的治療方式。

（後記：當時我們還不知道治療癌症還有其他選擇，如果知道的話，我們絕對不會追加放療次數，因為他的腫瘤正好包覆著頸動脈，我們的追加療程，可能正是他日後大出血埋下的不定時炸彈。這也是我此生最大的遺憾！）

離開醫院一上車，卡斯柏的表情說明了他的無力感以及想放棄的強烈念頭。雖然在我強力勸說下，他並沒有立刻放棄，但其灰心的程度，我知道我已經無力撼動也扭轉不了他的想法了。從那天起，每天去醫院的放療過程，就像是一個應付我的例行公事；開車時的表情和速度，也常讓我一路上總要跟他叨唸說：「慢點、慢點！我可不想跟你一起發生車禍！」

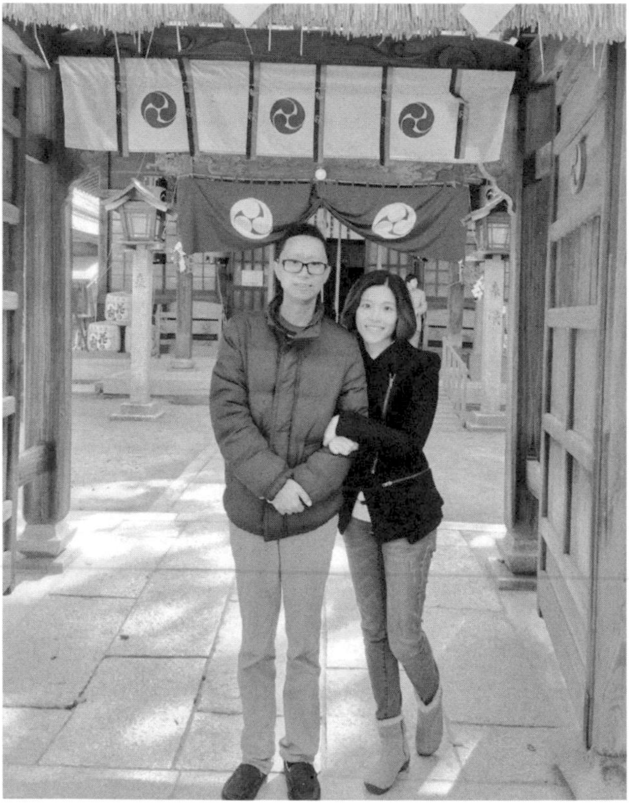

那個時期，我們兩個身心都備受煎熬，但這結果又不能跟親友們說，免得大家又擔心和痛苦。

這也是我們共同度過最煎熬的一段日子！背地裡，我想我們倆都不知各自躲起來偷偷哭泣了多少回吧！（其實，我們很少在對方面前哭，因為都怕對方擔心，但那段日子我和卡斯柏都過得很壓抑，如今回想起來真是不堪回首。）

生死關頭，復發重創

等不到奇蹟？

好不容易撐過35次放療，7次化療（最後追加後的總療程），我們兩個人都筋疲力竭了，但誰都不敢把真心話說出口，只能暗自祈禱希望奇蹟發生，讓腫瘤消失吧！

這樣殷切的期盼，成了我們每天睜眼起床的動力；然而還沒等到奇蹟，就因為白血球太低被安排住進隔離病房。當時因為療程結束時卡斯柏感到太累了，他任性了兩、三天不願意正常吃飯，而是一直昏睡逃避；我也因為一時心軟而任由他做自己。沒想到三天後回診抽血就發生這麼大的危險！

我們立刻從診間被安排住進單人病房緊急隔離，為了避免他擔心害怕，醫師和我很有默契地跟他說是因為白血球太低所以要隔離以保安全，但必須準時進食並逼自己多吃點，白血球恢復正常了才能出院回家。而當他在隔離病房時，我也因為療程結束，一放鬆終於生病了（也確認自己之前沒生病純粹是硬撐而已），因此無法陪他住院，只能找二十四小時的看護。

我不敢跟他說的真相是：他的白血球真的太低了，醫師非常擔心引發敗血症外，更直言他的生命處於非常危險的狀態，脆弱得像是風中殘葉，風一吹就可能飄飄墜落；還要我做好心理準備，說他可能隨時都會發出病危通知……，我雖然眼裡噙著淚，卻強忍著不肯落下來（也許真是哭得太多了，淚水終於可以被忍住了……）。我反過來安慰醫師說：「我知道了！請別擔心，我們都撐過來了，我相信他沒問題的！」

只是這句話不知道是在安慰醫師還是安慰我自己。

雖然每一天我都肯定地跟醫師說著同樣的話，但每天拖著疲憊的身體在趕赴醫院的路上，也不敢讓任何人知道這個噩耗；我再一次選擇隱瞞噩耗，任由自己獨自承擔。每晚更是不敢入睡，只怕錯過醫院打來的緊急電話。

終於在連續三天聽到醫師說他可能猝死之後，我再也受不了地跟住院醫師說：「我真的知道了，請不要再每天跟我說這件事，我也相信他會撐過的！」

說完之後，我如往常般地進病房探看他，不同的是，這一次一進病房坐在沙發上，我居然立刻昏睡過去，而且不自知。

驚醒後，我不好意思地跟看護抱歉地說：「不好意思，我不太舒服，剛剛居然

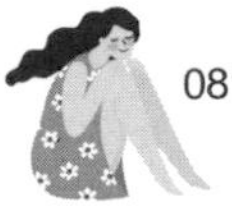

睡著了。」（其實我只有在他身邊時，才敢放心地睡一會兒。）

沒想到卡斯柏和看護都看出了我的疲憊，兩個人都趕我回家休息，我卻拖拖拉拉了好一陣子才走。因為我害怕我每天到醫院來看的都是最後一眼……，所以，我捨不得離開。這種心情在當時是無法跟任何人傾訴的，直到現在回想起來，都會痛徹心扉。

絕處逢生

卡斯柏在隔離病房的這一個禮拜，對我來說，彷彿是身處在一個無法掙脫的地獄裡，當中的煎熬與苦楚真是無法向外人道。

還好治療到最後一天時，白血球終於上升了。當醫師在病房外跟我說這個好消息時，我終於放任淚水在醫師面前肆意地流，我一邊哭一邊不斷地跟醫師道謝。待情緒恢復正常之後，我才進病房把這個好消息跟卡斯柏說：「沒事了，快可以回家了……。」這時候，我的淚水又忍不住地傾瀉。但他竟沒有問我任何一句話，只是放任我宣洩情感，但我相信，他心裡是清楚地知道發生了什麼事。畢竟在醫院這大半年裡，我們歷經了太多次的治療了，很多時候什麼都不用多說，只要一個眼神，我們都懂彼此的擔憂與說不出口的恐懼。

而我終於在歷經了可怕的地獄週之後，確認了自己其實一點都不堅強；所有的堅定都只是脆弱的武裝；一切的樂觀自信都是在掩飾自己最深層的恐懼。但也許是面臨過每天都被宣告「卡斯柏有可能會猝死」的痛苦煎熬，反而讓我在日後當醫師宣布他的癌症又復發時，雖然覺得我們又身處在死亡邊緣的恐怖地獄裡，但我卻一直堅信：我們一定會找到生路的。因為連風中殘葉的命懸一線，都可以出現連醫師都驚訝的奇蹟，我相信無論如何，都一定會有生機出現的。

卡斯柏在自己的部落格詳細地記錄了這一段經驗：

由於我在第一輪療程中的七次化療完成後，有發生因白血球數過低（數值低於 500，正常值應該是在 4,000-10,000）而感染，同時連打六針長白血球針都無法提高白血球數的狀況，因此 Karen 一直很擔心若再使用化療我的身體會承受不住。

直至他離世的那一天，他都不知道我那一個禮拜的心情；更不知道他曾在鬼門關前徘徊了一個禮拜。因此我後來強烈反對任何放療和化療，也造就了之後我們除了手術治療、化學治療以及放射線治療外，選擇了第四種治療方式的契機。

腫瘤復發？

2013年07月，歷經白血球偏低的隔離事件三個月後，我們做例行檢查—核磁共振MRI檢查發現了腫瘤的陰影；而正子造影也確認了腫瘤的存在。其實我一直對於「腫瘤到底是復發？還是腫瘤根本從未消失過？」存疑，但不論是哪個理由，腫瘤沒有消失是既定事實，到底是哪個原因對我們來說也沒那麼重要了。

聽到檢查結果之後，我整個人就像是浸在零下的冰川內，心情一整個瀰漫著一片冰冷絕望。但我卻要立刻收起悲傷，繼續打起精神問醫師接下來的治療計畫。

在卡斯柏的部落格內也詳細記錄他的心情：

不到一週，正子結果出來了。我看電腦中的報告有個字是"RECURRENCE"，看到這個字，我不禁深深嘆口氣，因為我知道它復發了，怎麼不到三個月，就復發了呢？Karen 認為不是復發，是第一輪治療沒有殺乾淨。我知道她是想安慰我，但對我來說，簡直就是再一次的晴天霹靂啊！

滿腦想著：「要再來一輪治療嗎？還是？為何它陰魂不散呢？我到底該怎麼辦呢？我都已經回去上班將近三個月，難道不能讓我回復到以前正常的生活嗎？又要家裡、醫院跑來跑去嗎？天阿！它竟然又跑回來了！」

霹靂還沒結束，醫師看完 MRI 跟正子片子後，不自覺地皺起眉頭，她認為暫時不應該再進行放療跟化療，原因是癌腫瘤太靠近動脈，若進行放射線治療有可能會造成動脈纖維化而破裂，而且這個狀況會像不定時炸彈一樣，在日後的生活中發生，最嚴重結果會因此往生或中風無法自理生活；而化療，醫師認為第一輪已經注射很多化療藥物，如果再注射，一來無法確定療效，二來也擔心會產生抗藥性。

我的鼻科主治、放射線跟血液腫瘤醫師，都抱持同樣的看法。我事後回想，他們是仁心，擔心我治療後產生這樣的狀況，若中風，我下半輩子要如何生活呢？

我心裡想：「我走到絕路了嗎？我沒得治了嗎？這比要去做治療更糟糕吧！」

醫師們立刻幫我安排了硼中子的人體實驗前測，希望我能夠通過前測繼續進行治療。

我完全理解卡斯柏想放手一搏的心情，畢竟他不知道他曾經在生死關頭走過一遭！而目前傳統的放療和化療也無法進行，醫師所建議的所有治療方式他都願意一試。但我內心深處知道，當初放射線科醫師說過，他做完35次放療後再無法承受任何的放射線治療了，而硼中子雖然不是傳統放療，但也是放療的一種方式，因此我打從心裡反對這個治療方式。

我，還有活路嗎？

但在當下沒有其他任何選擇時，雖然我仍如實地跟他說出我的想法，可是他一句：「如果不做硼中子治療，我還有別的活路嗎？」問得我啞口無言。於是，我只能默默陪他繼續在各大診間求診；再跑遍臺北每一間醫院、詢問過每一位癌症權威醫師。

就這樣又一輪地 run 過之後，每個醫師給我們的建議及會採取的作法不一，但無非就是標靶化療加微量放療；甚至還有醫師提出百萬元的幹細胞治療等等。前面因為我們已經做完所有第一線治療，所以接下來的療程都將是完全自費。在生命面前也許金錢不是重點，我也願意為他借款治療，但根本的思維是：我們連最重劑量的放療和化療都起不了作用，其他任何的放療和化療能對腫瘤產生什麼效果呢？我們無法預知；而且，在這個時期，卡斯柏的身體已如風中殘燭，加上之前七次化療讓他被隔離一週的危機，也讓我確信目前的狀態不能再施打任何化療，放療就更不用考慮了；放射線科醫師也已經說得很直接，再做放療就是自殺行為。

感謝上天聽到我的祈禱，卡斯柏沒能通過硼中子前測，而我也終於說服他現行的治療計畫都不可行了。只是當他一再無力地問我：「我們接下來該怎麼做？」我只能無言以對。我看著他，內心卻不斷地捫心自問：「接下來，我到底該怎麼辦？還能怎麼辦？」

因緣際會，貴人相助

黑暗中的一線曙光

由於卡斯柏的癌細胞位置很靠近頸部的某一條大動脈，而且在上咽喉的中間，所以手術治療已確定不可行；至於放射線治療，醫師則是擔心已經做到最高劑量的放療，若再接著打放射線的話，恐會造成動脈大出血而導致中風的危險；但若只是單做化療，效果不佳，擔心只會傷身而無法針對鼻咽處的癌細胞產生很大的作用……，聽到這一連串的專業分析，我們很感謝榮總的醫師們盡全力保護我們的想法，他們並沒有放棄或是隨意決定治療方式，只是感覺碰到的瓶頸不小。因此我們也遍求各大醫院的名醫們，想尋求其他解決之道。

經過一個月的探訪，不論是臺大醫院、新光醫院、臺北醫學大學附設醫院等，所有臺灣的醫師還是建議我們放療加化療一起進行，只是打法和用藥不同而已！但如上述的結論，這些治療方式都無法說服我們。

●

幸好，老天爺沒有放棄我們！上天終於在黑暗中給了我們一線曙光；我們的努力與期盼有了契機。在歷經快半年的生死煎熬，有一次在榮總看中醫時，中醫師聽到我們的困境後，便跟我們說，之前聽過日本有所謂的「免疫療法」，但他也不清楚是甚麼療法，也不確定對癌症的治療效果，但至少是一個新的機會，建議我們可以去了解一下……。就這麼一句話，讓我和卡斯柏的一生產生了無比巨大的變化。

就在這個因緣際會下，我們發現：癌症除了手術治療、化學治療以及放射線治療外，還有第四種療法—免疫治療！但臺灣卻因為法規問題而無法進行癌症免疫治療；臺灣也沒有正規醫師是癌症免疫治療專科。在之前臺灣曾發生過許多的醫療詐騙，就是因為國外的免疫治療成為最新被接受的第四種治療癌症方式，詐騙集團便利用病人及家屬渴望治療的急切心情，而讓免疫治療成為不肖之徒欺騙病人與家屬的利器。

雖然當時我們都不懂免疫療法，但我們仍盡全力去蒐集許多相關資訊，也和我們榮總的醫師討論哪一種免疫療法、哪一個國家的免疫治療計畫，甚至臺灣醫院是否可行等等細節問題；而醫師也幫我們想辦法與國外洽詢，只是得到的回應都不是很正面。就當我們快要放棄希望時，居然出現了奇蹟似的回應！

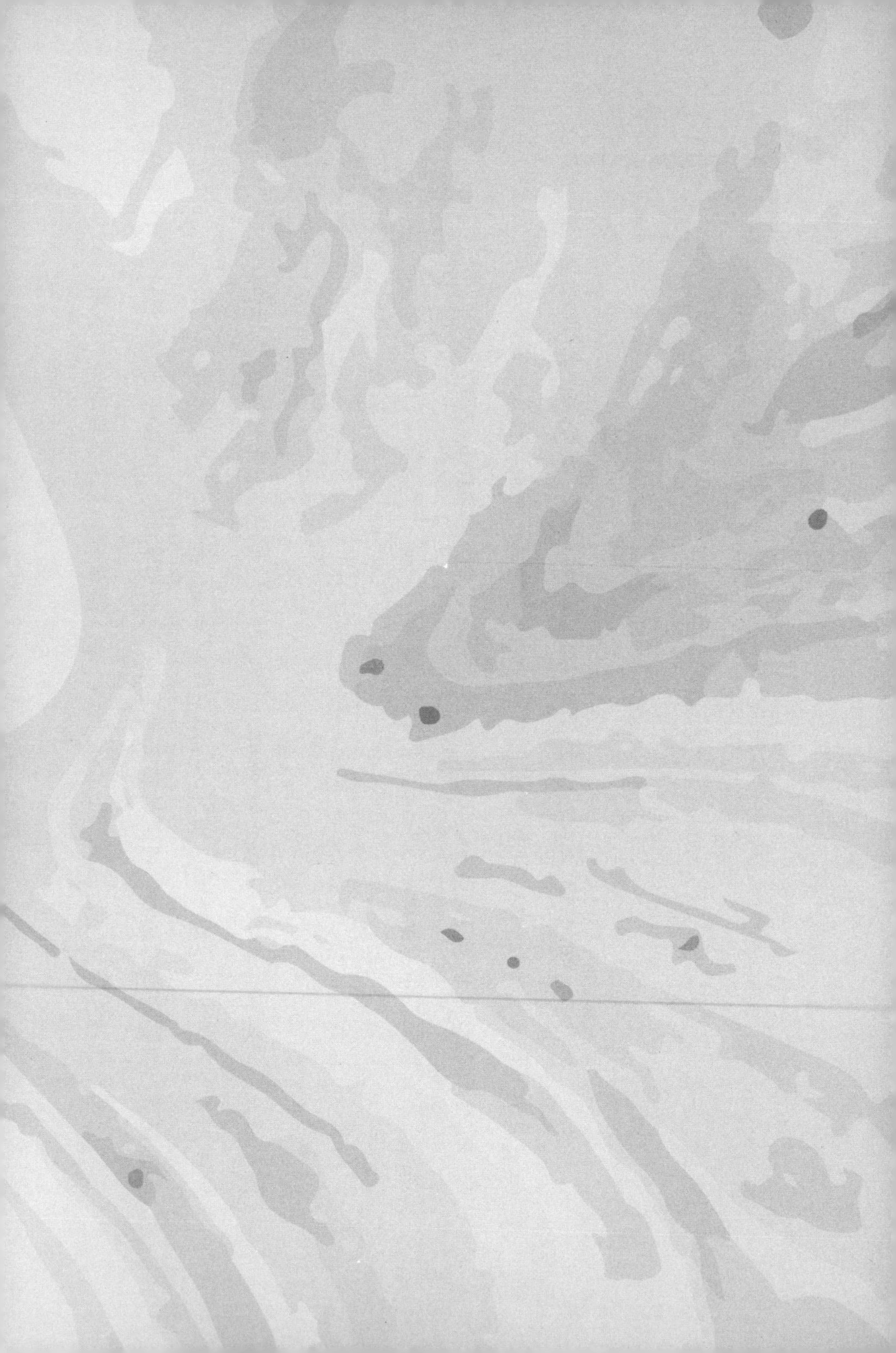

● 第三章 ●

海外求醫 奇蹟發生

跨海求醫，面對陌生的環境與對死亡的恐懼，

終於盼得等待許久的奇蹟！

為治療漂洋過海

日本貴人一：在日本抗癌的臺灣女孩

從中醫師那裡得知「免疫療法」的訊息後，我開始認真的在網路上爬文找資料。

就在搜尋日本醫院的資料時，不小心逛到一個女孩子的部落格；她是一位嫁到日本的臺灣女孩，在部落格中，她十分堅強地把自己的抗癌歷程分享出來。我除了被她文中樂觀開朗的語氣吸引之外，更喜歡她可愛的性格，她不僅沒有讓自己沉浸在罹癌的痛苦裡，反而一直分享很多她自己的心情故事與喜好。我忍不住冒昧地寫信給她，請教她有關她在日本治療的醫院是否夠專業，並希望她能幫忙引薦醫院的癌症免疫專科的醫師！

坦白說，發信後我並不認為會收到回信。但沒想到隔天，我立刻收到一封令人感動的回信，信中不僅鼓勵我們加油，並且還主動幫我們找在日本比較有名且正規的免疫治療醫院，真是讓我們感動到無以復加。

有了她提供的資料，我們立刻上日本千葉大學附屬病院（後面簡稱「千葉大醫院」）的官網仔細研究，只是不懂日文的我們，上了官網也是一看三不知。

還好在臺灣會日文的好朋友，幫我們寫了封日文諮詢的電子信件至千葉大醫院詢問相關事宜。我們滿懷希望地期待能收到千葉大醫院的回音，沒想到卻石沉大海、毫無回音。

日本貴人二：花澤醫師

不死心的我，花了一整天的時間不停地搜尋有關千葉大醫院和免疫治療的相關資訊和關鍵字，過程中居然奇蹟似地找到千葉大醫院「花澤醫師」的個人電子郵件，雖然是五年前的資料，我們還是很開心。

在不知道醫院或醫師是否願意接受我們做所謂的「免疫治療」；也不知道這位花澤醫師是否還有使用該電子信箱；更不知道醫師是否還在千葉大醫院任職的狀態下，我們抱著姑且一試的想法，寫了一封詳細的電子郵件把卡斯柏的病情、在臺灣治療的過程，以及遇到的治療瓶頸寫得一清二楚。這封信在mail出去之後，我們因為之前的經驗，雖然也不敢抱太大的奢望能收到回信，但仍是期待能出現一線生機。

沒想到，就在我們寄出信件後的一個小時，當晚十點（日本晚間十一點），居然收到了花澤醫師的回信，我們開心到無以言喻，除了滿是震驚之外，還有更多的感恩……。我們必須說，當寄出郵件的那一刻，我其實根本不敢抱有任何的希望，只是一種「垂死前掙扎」的心情，萬萬沒想到，我們心心念念的祈禱終於獲得回應，而且是來自海外完全不認識的花澤醫師。

收到日文回信的那一刻，我和卡柏斯兩個人激動地什麼話都

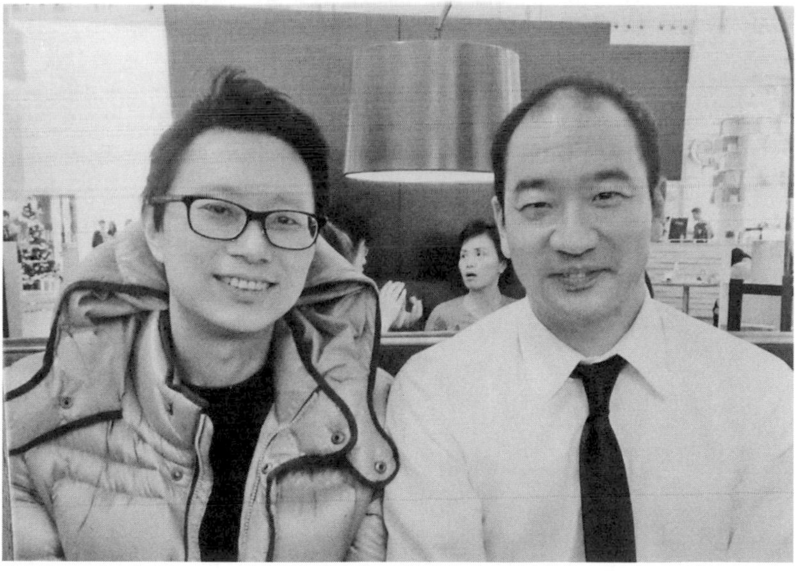

（右一：日本千葉大學附屬病院花澤醫師）

說不出來，但是眼淚卻立刻噗簌簌地流下來……，我們相擁而泣，是因為這一次終於不再是因陷入無盡地黑暗深淵而悲傷，我們是為了有一線生機了而開心地哭泣。

信件的回覆方式，並不是制式的官方回覆，而是花澤醫師本人親自的回信。內容大致是說：**免疫細胞療法大多用於預防復發效果較佳，至於癌症治療的效用還是實驗階段，問我們是否願意接受其他療法？**

在這之後，經過兩個多禮拜陸續與花澤醫師的信件往返，醫師從一開始的不建議到積極幫我們找免疫細胞實驗的負責人討論，整個過程猶如洗三溫暖般。這段時間我們不斷地揣測、擔心，個中的煎熬不足為外人道，但對卡斯柏的心情影響卻很大；一下子充滿希望，一下子又覺得無路可走……，於是他開始藉助宗教的信仰力量來幫助安定情緒。

日本貴人三：岡本醫師

經友人的熱心翻譯溝通，終於在望眼欲穿的期盼中出現了好消息。原來負責免疫細胞實驗計畫的主持人是千葉大醫院耳鼻喉科主任教授岡本醫師，也是花澤醫師的部門主管及大學指導教授，由於岡本醫師之前因出差太過忙碌而無法好好研究卡斯柏的病歷，因而延宕一段時間。

在岡本醫師貼心的解釋並詳細評估後，他表示希望我們到日本一趟（醫師還因為延遲回覆，特別跟我們詳細說明原因，光是這一點就讓我們感動萬分，對於素未謀面又還不是醫病關係的我們，居然願意費心詳細解釋個中緣由，就怕我們擔心和誤會……，這種視病如親的精神，也是當時一路支撐下來的力量之一）。而岡本醫師除了更進一步解釋何謂免疫細胞療法外，也預先告知如果腫瘤的部位無法取得癌細胞，這項免疫細胞療法將無法進行。因為療程中有一項就是要取得自體癌細胞，用來培養出大量的免疫細胞，進而再注射回病人自身，亦即利用自身抗體對癌細胞進行攻擊！

●

得到了岡本醫師的回覆，我們決定遠赴日本並即刻動身，展開這一趟無法預期、心裡也忐忑不安的海外求醫之旅。

在飛往日本的這一路上，卡斯柏依舊沉默寡言，但從他眼神中仍能不時看到發出閃爍的希望之苗，我知道他對這次的日本求醫是充滿期待的，只是越抱期待就越害怕失望。因此在初抵達日本的那幾天，卡斯柏總是強顏歡笑，甚至還特地找了一天帶我到千葉附近的白子海灘去看海。（因為我曾經跟他說過，只要我有煩惱或是痛苦時，看著廣闊的大海，我就可以重新獲得力量。從此，我們認識的十六年間，他從一個喜歡山林的人變成愛看海的人。這一趟的求醫之旅，我們在日本看了無數的海。時至今日，看著廣闊的海景，雖然卡斯柏已不在我身邊，我卻依然可以感受到他之前在我身邊的每一刻；而一直以來，海洋和他都給了我很多的支持力量。）

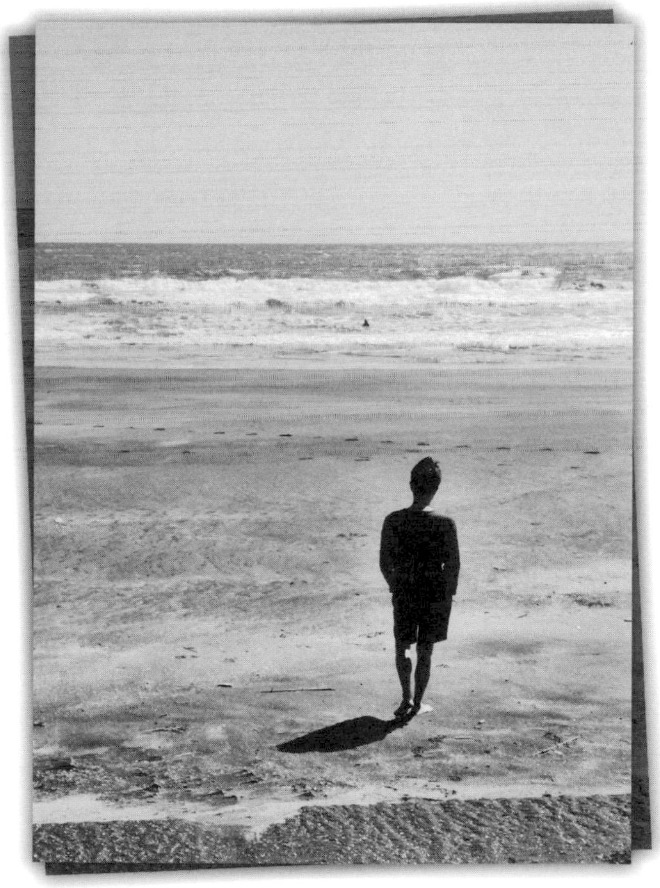

自體細胞免疫療法

免疫細胞治療的開端

我們一到日本安頓好之後，便即刻至千葉大醫院做檢查；我們先自費做了CT電腦斷層掃描。幫我們看診的國井醫師是負責幫我們診治的主治醫師。而在看診期間，岡本醫師也特地來診間和我們碰面安慰我們，他們的貼心對待與溫柔話語，對我們惶恐的心情起了很大的安撫作用。

而在確認腫瘤部位後，醫師表示可以順利取得癌細胞，並立刻邀請我們加入免費的人體實驗計畫。國井醫師先詳細地解說之前並沒有將兩種免疫細胞療法（NKT

細胞免疫療法＋DC＋CTL細胞免疫療法；即自然殺手T細胞（Natural killer T cells）簡稱NKT細胞（NKT cells）、樹突狀細胞（dendritic cell）及細胞毒性T細胞（Cytotoxic T cell，TC或CTL）結合的方式來治療。雖然單一療法的副作用都不嚴重，但有的病人會出現發燒反應，有的會出現疹子，一般來說都沒有致命的危險。聽到這裡，我們已經決定要採用醫師的建議，用兩種免疫細胞療法結合的方式來治療（事實上我們也別無選擇），加上出發前臺灣的醫師也鼓勵我們嘗試看看，如果癌細胞真的能因此而被控制甚至消滅，那不就是我們大家衷心期望的結果嗎？

●

診間取癌細胞的過程還有一段感人的小插曲：原本國井醫師要幫我們以內視鏡直接取鼻腔內的癌細胞，但整個看診過程都沒出現的花澤醫師，卻突然氣喘吁吁地出現在診間。原來他剛從另一間醫院手術結束趕回來千葉大醫院，他跟我們說他一直記得這一天是我們的求診日，他很擔心無法跟我們碰面，因為他很希望親自幫我們打氣；而他更表示會親自為我們取癌細胞。

一看到花澤醫師出現，卡斯柏泣不成聲不斷地感謝與鞠躬，幾乎就快跪下時，花澤醫師趕緊用力把他拉起來、抱著他並很溫柔地一直不斷跟他說：「だいじょうぶ（沒問題的）。」看著這一幕，我只能一直掩面哭泣，完全無法言語。後來隔了一個禮拜之後，第二次回日本看診時，國井醫師才跟我們說，這樣的工作應該不用花澤醫師親自處理，因為花澤醫師已經是他的主管，但他希望給我們信心和力量，所以堅持親自做這件事……，當時聽到這裡，已經變成愛哭鬼二人組的我們，當然又在診間被感動到淚流不止。

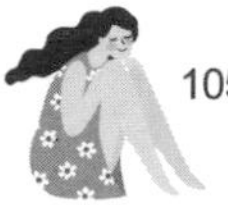

第一階段的免疫細胞療程

於是，我和卡斯柏留在日本接受為期一個月的治療。

在接受抽血和癌細胞切片之後，卡斯柏開始連續每週都要回診抽血，為了培養免疫細胞，並確認身體的狀態適合接受免疫細胞治療（也就是身體沒有其他的不良變化）。我們猜想，可能是因為如果白血球或紅血球過低，或是其他身體器官發炎，就會影響免疫細胞療法的效用。不過因為每次抽血結果都良好，所以我們也無從了解怎樣的狀況會真的影響免疫細胞療法的療效與成果。

終於在等待兩週的培養期後，醫師為我們施打兩次的免疫細胞：第一次是直接注射到右側鼻腔（腫瘤所在之處）；隔三天後，再注射第二劑。第二次就是用點滴打到右手的血管內。一開始，醫師就表示這種打法只有兩個案例，而前兩例接受治療都不到一年，因此無法跟我們說明到底後續的發展結果如何；加上每一位病人體質不同，實驗結果可能因人而異，因此無法做任何保證，只希望結果朝向最好的發展前進。

● 以下為卡斯柏角度的千葉大醫院就診記錄，也同步摘錄：

抵達耳鼻喉科門診間後，向護士小姐表明是來自臺灣的病人後，立刻得到熱烈的回應。（後來才知道，原來 Email 敲定就診日期後，日本醫師就將我們要來就診的消息跟全科的醫師以及護理師說明，並事前告知該如何安排的相關事宜，真是太令人感動！）

進入診間後，醫師就開始為我們說明整個實驗計畫的過程、方式、參與實驗受試者的條件限制、權利義務等等，並請我們簽名同意。這個時間就花了將近一個小時。接下來就開始進行 CT 檢查，主要目的就是確認腫瘤的大小及位置，跟七月在臺灣照 MRI 時比較看看是否有不一樣，同時希望可以切片到腫瘤的細胞組織。（這很重要，因為醫師在我們就診前就說明了，如果無法切片到腫瘤，是無法進行免疫治療的。）

下午一點半 CT 的片子出來了，醫師在診間跟我們解釋還有說明……跟七月在臺灣照的 MRI 相比，雖然只經過兩個月的時間，但是腫瘤有變大；也因為有變大，所以可以比較簡單地切片到腫瘤。說真的，我沒有聽到腫瘤變大，還可以有這麼高興的心情，這應該是唯一的一回吧！

接下來醫師就開始在門診直接替我切片，時間不長，大約一個小時而已。當完成切片，醫師跟我說可以接著進行後續的免疫治療時，我再也壓抑不住這段時間

忐忑的心情，不自禁的大哭出來，只能一直重複日文的謝謝（ありがとうございます）……日本醫師似乎也很瞭解我的情緒反應，他們很溫柔地在一旁看著我。

其次是一開始日本醫師說明的免疫治療實驗計畫。（以下這些資訊，除了個人經驗以外，都是有載明在實驗計畫說明書中）日本醫師說，在這個實驗計畫之前，他們有對日本的病人實施過幾次免疫治療的實驗計畫跟臨床治療，但都是分別注射NKT免疫細胞以及DC免疫細胞，在不同回合的實驗中的案例效果均不同。例如：A回合的實驗中，九個案例中，有一個案例有腫瘤縮小的狀況；B回合實驗中，八個案例中有三個案例有縮小；C回合的實驗中，十個案例有五個案例有縮小的狀況。

而我這次進行的實驗計畫，則是同時施打NKT、DC以及CTL細胞。由於實驗計畫剛開始，九月已經進行中的只有兩個日本病人，我則是第三位。當然千葉大醫院的實驗計畫是有條件的，以我的經驗是：病人的癌細胞不能有移轉、大小不可以超過三公分、不可以有愛滋病、不可以有B肝等，以上這些條件我是符合的。

PS：其實我覺得很多病人家屬在查資料時，可能會看到 NK 細胞跟 NKT 細胞，其實差了一英文「T」，是差很多的。因為對醫學機構來說，NK 細胞就只有 NK 細胞；NKT 細胞，則包含了 NK 細胞與T細胞。而以目前免疫治療的研究進展是T細胞比較有機會可以殺死腫瘤。

至於副作用方面，過去案例有出現的狀況包括：發燒、脫水、背部疼痛、頭痛等等；同時千葉大醫院曾經對一位腫瘤超過五公分的病人進行過免疫細胞治療，但是該病人因為腫瘤過大，導致侵蝕到正常的器官組織，因此千葉大醫院從此不再針對腫瘤三公分以上的病人進行免疫細胞治療。

我個人施打的經驗是：沒有像傳統放療和化療一般有那麼多副作用，唯一的副作用就是「非常愛睡覺」，一天可以睡十六小時以上，我幾乎這樣睡了一個多月的時間，除了吃飯就是在睡覺。但這副作用跟化療還有放療比起來，免疫治療方式簡直就是度假天堂。

何謂「免疫細胞療法」

施打免疫細胞療法後一兩天，卡斯柏的體溫明顯略高，不過幸好都沒有真的高燒到 38 度半以上，只是感覺疲憊，會比較想睡覺而已。

在經過兩週的抽血確認後，最後回臺灣之前，日本醫師有再一次照 CT 比對，發現腫瘤有變小一點點！醫師表示：之前的案例發現，如果腫瘤沒有持續變大，便可以控制好幾個月以上；更希望能逐漸發揮效應使腫瘤變小甚至可以消失……，聽到這樣的結果，我和卡斯柏都喜出望外、開心不已。

我們懷著感恩的心回到了臺灣，開始由日本醫師和臺灣主治醫師共同追蹤身體狀況，預計半年後再回日本讓醫師檢查追蹤。對於在日本一切細心又積極的醫療過程，我們十分感動，這趟跨國求醫之旅，已經在我們人生中成為不可抹滅的美麗回憶。再次感謝千葉大學附屬病院耳鼻喉科所有醫療團隊的專業照護與治療！

免疫細胞療法其原理就是：採用病人自身的血液和癌細胞，培養出可攻擊外來惡性腫瘤的大量免疫細胞，因為人體本來就會有許多癌細胞，只是有免疫力的人可以把癌細胞壓制住或消滅，因此沒有癌症發生。而許多發病的癌症病人，大多是身體的免疫力下降而導致癌細胞不斷生長，最終導致發病；一旦發病，治療時不論是放療和化療都是完全毀滅性的療法，會強烈到一起殺死癌細胞和全身的好細胞。

當病人抵抗癌細胞的同時，還要努力增強免疫力，其速度恐無法等待自身免疫系統慢慢復原，免疫細胞療法因應此理論而生。透過主動培養大量免疫細胞注射回人體內，就是希望能在攻擊癌細胞的過程，讓自身免疫系統恢復到可以攻擊外來癌細胞的動作，當然這就是癌細胞與免疫細胞的拉鋸戰，要看哪一支軍隊的耐力和攻擊力比較強大，強大的軍隊就是戰勝的一方！

●

在前往千葉大醫院就醫的過程，我們也獲悉海外就醫的一些原則，以下資料節錄於卡斯柏部落格的記錄。雖然每間醫院規定不同，但大原則不變，還是可以給對海外醫療有興趣的朋友參考：

首先是日本醫師要求的一些檢測報告，例如：

1. HIV 愛滋病毒檢測
2. B型肝炎檢測
3. 臺灣醫師介紹狀
4. 放射科跟血液腫瘤科醫師的病歷摘要

關於檢驗的部分，日本醫師主要的想法是：可以在臺灣做檢查就先做，這樣到日本去就不用再自費進行檢驗。文件部分則是他們希望能夠再有更多的資料，可以作為病情的研判。因此我們前往日本之前，又花了許多時間在臺灣醫師門診間，請臺灣醫師幫忙開立檢測及相關文件。

介紹狀著實為難了我們，因為我們當時對這東西的性質真的不清楚，所以直接寫信詢問日本醫師。日本醫師回覆：只要請臺灣的主治醫師，寫明為何需要到日本進行免疫細胞治療，並寫上醫院地址、聯絡方式（電話或 Email 均可），然後簽名即可。所以我們就請臺灣主治醫師以英文方式簡短寫了封介紹信，並請她簽名後完成。

日後我們才知道，原來介紹狀不單純只是一個文件而已，在日本大醫院就醫對病人來說是很重要的一個文件；沒有介紹狀甚至不會被接受就診申請。

就我們的瞭解，日本國內的醫療體系，包括日本人在日本醫院看病，若要轉診也是需要請原本的醫院醫師開立介紹狀，才能到新的醫院就診。舉個例子：若甲病人原本在大阪的醫院看病，但是因為病情的狀況跟發展，原本的醫院沒有適合的治療方式，那甲病人尋找到東京的醫院有適合的治療方式，就需要請大阪的醫院開立介紹狀，然後持介紹狀到東京醫院就診。

他們會這樣設計的原因是：在甲病人完成在東京醫院的治療後，東京的醫院會把所有的治療病歷寄給甲病人原本在大阪醫院開立介紹狀的醫師。這樣病人日後的追蹤、就診，就不用大老遠的跑到東京的醫院，而可以就近在大阪的醫院繼續就診，以減輕病人的舟車勞頓。

我完成千葉大醫院的免疫細胞治療實驗後，千葉大醫院的醫師也用相同的方式對待我，將他們所做過的一切治療、報告、檢查片子都郵寄一份資料給我的臺灣醫師（當然是寄給開立介紹狀的臺北榮總的醫師），讓臺灣醫師可以持續追蹤我的病況跟進行相關檢查，而不用每次都跑回千葉大醫院。同時我在臺北榮總的病歷中，也可以針對這項實驗治療進行記錄，讓臺灣的鼻科主治醫師、放射線科醫師、血液腫瘤科醫師跟中醫，都可以看到千葉大醫院的治療記錄。

我們治療完後，也有跟日本醫師說可以交給我們帶回臺灣給臺灣的醫師，不過他們很堅持由他們寄送即可，他們並不放心交給病人。可見這項規定對日本醫師而言，應該是完全依照他們國內處理的準則進行，而介紹狀的重要性也由此可知。

短居日本的動人情誼

深夜大地震

在千葉大醫院的就醫過程，因為每週都要回診抽血，經過評估後，我們決定短居日本一個月，方便往返看診，也免於舟車勞頓。我們在千葉大附近的船橋地區租了一間小公寓套房，不過租屋過程並不順利。

我們透過日本友人找尋願意出租給外國人的日本公寓，其實選擇並不多；尤其我們屬於短租，更難有適合的物件挑選。後來幾經波折後，好不容易租到一間一個月六萬臺幣、大約二到三坪的小套房；套房真是小到連兩個人在屋內移動都要彼此互相挪動才能擦身而過。更奇特的是：我們居住期間還遇到非常大的地震，甚至把我們從睡夢中搖醒……，還好我們臺灣人也算是歷經地震多次的老手，經驗已很豐富，雖然仍會感到惶恐，但還是被瞌睡蟲打敗，我們最後在街上的吵雜喧嘩聲中，沉沉睡去。

苦中作樂的日子

在日本的生活，每天外食造成我們的民生花費過高。由於小套房有附設固定式電磁爐與水槽，雖然期間我們還是以外食為主，但我仍盡量地努力煮了幾頓晚餐，像是簡單的火鍋料理等等。而每一天待在這狹小的空間裡，即使只是做像是烹煮以及收拾餐具等等事情，還是讓我感到日子過得飛快，完全沒有放鬆感。另外，因為卡斯柏每天都要喝水煮的中藥，於是我們千辛萬苦從臺灣帶來了煮好的中藥，可是藥量還是不夠，只能再麻煩日本友人幫我們從神社借來大鍋子熬煮中藥，也開始了我在日本熬中藥的日子。

當時因為日本天氣寒冷，加上思念孩子，這一個月我們兩人雖然沒有言明，但其實彼此內心都非常清楚，我們想回臺灣。同時，他知道我很辛苦，也總不斷安排一些驚喜旅行，像是到鴨川館住宿露天溫泉套房、到 outlet 逛街以及在我生日時，安排到東京台場的餐廳慶生等等，即使在病痛中，他還是不忘體貼關心我的情緒……，這一點是我一直相當感動也很心疼的地方。

一道彩虹

其實在來日本短居的第一週住宿船橋公寓期間，我們還特地先帶小孩到東京海洋迪士尼一趟，這也是小孩第一次到迪士尼遊玩。雖然卡斯柏的身體狀況在遊玩過程中有點體力不支，但看著小孩興奮開心的臉龐，一向很寵溺孩子的他，還是強打精神陪著孩子。我看著孩子和他在迪士尼園區內玩得盡興開心的笑臉，是我那段日子最開心的時刻，也是我們全家在日本擁有的美好回憶之一。甚至，在午後細雨過後出現難得一見的彩虹，之前一直吵著自己沒看過彩虹的小孩終於看到人生中的第一道彩虹時，也都跟我們說，那是他最幸福的一天，他所有的願望都實現了……。聽到孩子的童言童語，心內有所感觸的我，忍不住別開臉默默拭淚；我也不禁默默跟彩虹祈禱著：希望我們的心願能實現，平安度過這個難關。

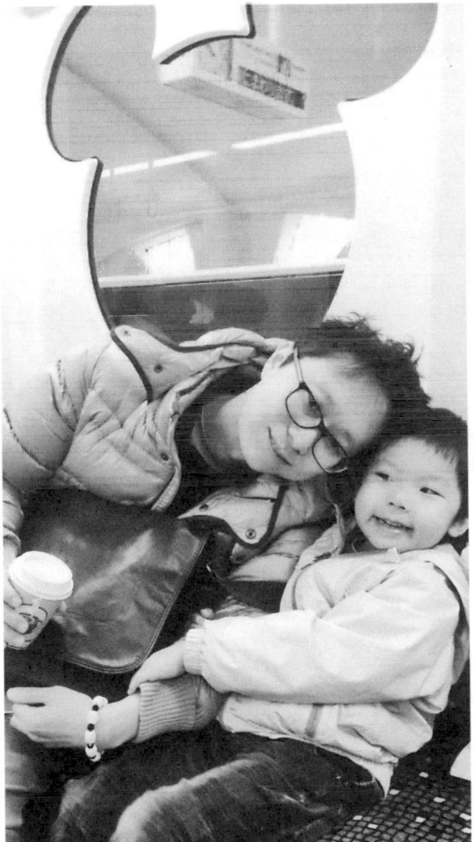

日本好友 Miho

在千葉大醫院就醫時，我們也結識了臺灣友人介紹的善良好朋友 Miho，她是臺灣人，遠嫁到千葉來。就那麼碰巧，我們就醫前，除了要解決住宿問題，還有翻譯的問題也很頭疼。雖然第一次就醫跟日本醫師可以用英文簡短溝通，但其實國井醫師對於用英文溝通感到很有壓力，主要是他怕我們雙方的溝通沒有完全理解而會造成誤解或醫療不順利。因此在好友的引薦下，我認識了熱心的 Miho，她當時還有小孩要照顧，卻為了我們經常開車往返醫院；每一次的翻譯也都是義務幫忙，完全沒收取費用；更陪我們到千葉神社參拜（後來已經成為我們的默契，去完千葉大醫院就去千葉神社）……這一切的一切，到後來我們彼此已經不說謝謝了，因為「謝謝」二字，已經表達不出我們心裡的感動和感謝，再多的話都不如彼此懂得對方的心意來得重要。我們很高興這一趟日本的求醫之旅，讓我們生命中多了那麼多的貴人和一生的好友。

免疫細胞療法的治療成效

半年追蹤，成效良好

接受日本免疫細胞療法半年後的追蹤檢查發現：免疫細胞療法對卡斯柏的腫瘤攻擊發揮成效了。再次CT檢查結果發現癌細胞已有大半呈現細胞壞死的狀態，而其他尚未消滅的小部分癌細胞，感覺上也被免疫細胞控制住，不然原本就日本國井醫師的判斷是很容易轉移並擴散的，因此，國井醫師對於我們半年後的追蹤結果感到十分開心且樂觀，接下來只要持續每半年的追蹤檢查即可。這對抗戰多時的我們來說，真是長久以來第一次有了如此令人振奮的好消息！更令我們開心的是：因卡斯柏的這份治療追蹤的結果，感覺未來癌症的治療似乎出現了一道曙光，將有更多新療法的可能！

其實，能夠幫助更多病人受惠，才是我們衷心期盼的結果。（這是我們2014年許下的心願，沒想到日後成為我們奮戰不斷的目標……，只能說人生的發展真的是無法預期。）這些年來，我一直不斷回想我們在迪士尼看到的那一道神奇的彩虹，我想那一定是上天給我們的美好贈禮，讓我們人生的道路上，能在風雨過後終見美麗的風景。

擁抱的溫度

千葉大醫院當初的免疫細胞療法僅接受頭頸癌或肺癌病人的申請，而且患者的原生癌不能有轉移，不然他們判斷即使施打後也是效果不佳，加上人體實驗計畫名額有限，僅開放不到個位數的名額，而我們又是唯一的國外病人。對於這一段奇遇及過程，我們一直無法用正常的邏輯來理解。首先，花澤醫師會接受莫名海外患者的來信就回應，甚至為其奔走拜託其主管收案，更一路關心我們直到卡斯柏離世。

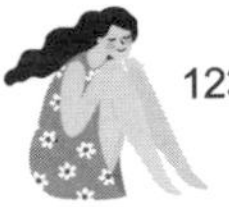

而且，每一次只要我寫信給花澤醫師，他一定都是當天回信……，這一切都讓我們感到不可思議，我們何德何能可以遇到這麼多不求回報的善良人士的幫助！我想也是因為被這樣的奇遇感動，才引領我們後來走上另一條更奇妙的人生道路。

有一回花澤醫師因公來臺開會，特別保留半天的時間給我們；我們開心地帶他造訪小籠包名店以及到101登頂參觀，而這也是在卡斯柏就醫一年後的時間。在席間終於聊到花澤醫師為什麼會願意幫助像我們這樣的外國陌生人。花澤醫師表示：當他收到信的第一時間他也嚇了一跳，因為千葉大醫院在兩個禮拜前才剛全院通過開放外國人申請就醫的命令，他居然就收到我們這麼急切且需求明確的求診信，一方面出於好奇，一方面他認為是一個命運的契機，於是他很快回信希望了解我們的就醫需求，也在當下就決定要盡全力幫助我們。這麼神奇的故事自然令我們在場每一個人全身都感動地起了雞皮疙瘩，久久無法言語……。雖然只是透過一個微笑和一句感謝，我相信花澤醫師應該能完全了解，他的回信對我們這一生有多大的影響。花澤醫師接著說，他自己的哥哥也是癌症病人，當初是岡本醫師救了他哥哥一命，他很了解家人性命危在旦夕的心情；他更理解當一位醫師救了病人生命之後，不是只救了那個病人本人，而是救了一整個家庭、甚至一整個家族……，聽到這裡，我們又忍不住落淚了，所謂「醫者仁心」莫過於此吧！

也因為他的自身經歷，所以他從來沒有把我們當成單純的病人，**他將我們視為有同樣歷程的人，因為我們正在經歷的，他自己也曾經歷過，所以他懂得；他也更願意為我們多盡一份心力，因為他當初也是這樣被救助的……。**花澤醫師的這一段話，在當時不僅深深震撼了我們，也開啟了卡斯柏日後的倡議立法提案之舉。

這次花澤醫師的來訪，不僅為我們釋疑，卡斯柏也特別寫下了一篇《擁抱的溫度》來特別紀念。因為這一個擁抱對他來說非常重要，也是他後來繼續前往久留米大學醫療中心之癌症疫苗中心施打胜肽疫苗永不放棄的原因。

送醫師回到研討會現場，我下車到日本醫師面前道謝跟道別，日本醫師拍拍我的肩膀，說著：「Caspar，頑張って（加油）！」隨後醫師往研討會現場走去。

但走二步路，隨即折回來將我環抱，口中一直唸著：「Caspar，頑張って……頑張って……NEVER GIVE UP…NEVER GIVE UP。」當時的我下意識地說著：「わかりました……わかりました……（我知道……我知道……）。」

面對面後，看著治療前素未謀面的日本醫師紅了眼眶，還一直對我說：「please never give up.」我也忍不住紅了眼眶，抱著醫師說：「わかりました……I Will.」

這擁抱的溫度，讓我堅持下去了，讓我從無路可走，到現在走出一點點的路。

這擁抱不僅僅是日本醫師對我的擁抱，身邊的朋友、同事對我的幫助及關心，都在這一刻灌入擁抱中，這個溫度，不炙熱，但溫溫地流過很感動，更像暖流時時刻刻圍繞著我。

曙光再現

當我開始寫部落格分享我們赴日抗癌的歷程後，陸續接獲許多急切地詢問，我們這才發現：原來臺灣有許多癌症病友跟我們一樣走投無路，在一般正規治療無效後，除了等死之外，別無他法！因此我們的分享文章成為它們最後的一線希望。我們非常懂他們的心情，正如當初我們獲得花澤醫師的熱情協助一樣，我們也很希望能幫助這些求助無門的病人和家屬。可惜的是，千葉大醫院當時仍是處於實驗計畫的階段，關於名額和癌症類別都有嚴格規定；而且事實上，千葉大醫院只有收治我們這一個外國案例。

在不斷追問國井醫師的半年後，我們始終得到同樣的回應。我們一方面為自己的奇遇感到無比幸運外，另一方面更為無法幫助其他臺灣病人而感到痛心。我不斷地問自己：如果上天開了一條路給我們繼續走下去，怎麼可能是只為了讓我們獨行呢？一定還有別的方式或別的可能性，我們絕不能因為自己目前已獲得救助而忽略了別人的痛苦與絕望。因此半年間，我們從未間斷地「騷擾」國井醫師，只要一收到病人的來信，我們就跟他報告病人的狀況，然後日復一日地問他是否有機會可以協助就醫。

或許是被我們感動或是被我們煩怕了，一向保守不願多說的國井醫師終於忍不住開口說，千葉大醫院是不可能再收治其他國外病人接受實驗計畫的；而實驗計畫也快停止了……。但他聽說在福岡的久留米大學醫療中心之癌症疫苗中心（以下簡稱久留米醫療中心）「好像」有大規模收治癌症病人做實驗的計畫，不過細節他不清楚，他也不認識那邊的計畫主持人，他更無法代為引薦之類的。

雖然無法提供更多資料，但光是提供醫院名稱這項資訊就已經令我們雀躍不已。號稱資料整理達人的卡斯柏，立即著手蒐集久留米醫療中心的相關資訊，並寫信給醫院洽詢更多就醫訊息。久留米醫療中心果然比較採取開放政策，官網的洽詢電子郵件在收到我們的洽詢信件後，雖然不是立刻、但也在一週內回覆相關就醫申請資訊。而有了千葉大醫院的就醫經驗，對於久留米醫療中心的申請規則我們也更快可以掌握，於是便很快地協助一位臺灣病人成功申請赴日就醫。

為治療再開一扇窗

請願立法的種子

在協助其他病人赴日就醫的同時，千葉大醫院的日本醫師則建議我們同時施打標靶化療用藥：「cetuximab」+「docetaxel」（歐洲紫杉醇＋爾必得舒）；而臺灣醫師為了避免太強的副作用，建議改為爾必得舒＋太平洋紫杉醇，這樣就可以採用門診化療施打方式，不一定非要住院。只是在施打兩次之後，由於全身出紅疹的症狀還頗明顯，而且乾癢到不舒服……，加上白血球也會逐漸下降，為了保險起見，我們最後還是選擇短暫的住院方式，預計共施打六次化療（一週一次）。

以下節錄卡斯柏在治療半年後追蹤病況時所記錄下的文字，從文字裡可以看到他是如何在心裡開始種下希望請願立法的種子……

2014.04 回到日本千葉大醫院接受免疫治療第一次的半年例行檢查，日本醫師對檢查結果相當滿意，也認為免疫療法對我們發揮成效。

CT 檢查的片子發現癌細胞已有大半（約 60% ~ 70%）呈現細胞壞死的狀態，而其他尚未消滅的癌細胞感覺上也被免疫細胞控制住。

就日本醫師的判斷是：如果免疫細胞沒有發揮作用，半年中沒有進行任何治療下，很容易轉移並擴散，因此醫師表示對於我們的結果感到十分樂觀且開心。（因為胸腔檢查是沒有移轉的；臺灣二月也有進行胸腔跟骨頭的移轉檢查，也沒有發現移轉現象。）

為了確定 CT 顯示的細胞是壞死的細胞，日本醫師也當場進行切片進行化驗，一週後的病理檢查結果也確認了癌細胞壞死的結論。

終於抗戰多時有了令人振奮的好消息，更令我們開心的是，未來癌症治療似乎有更多新療法的曙光！如能因此幫助到更多病人受惠，那才是我們衷心期盼的結果。

我也真心的希望，臺灣衛生福利部（以下簡稱衛福部）可以讓這項治療方式在臺灣合法化（還是強調，到 2014 年的今日我們還是不知道免疫療法在臺灣不合法的原因），我們只希望讓更多的臺灣人民擁有可以享有免疫細胞療法多一項選擇治療的基本權利。

最近我有看到一個說法：免疫療法在臺灣不是不合法，只是還在人體實驗階段。一般有進行免疫療法人體實驗的大多屬於教學醫院（臺大、榮總等），但前提是醫院要有這項人體實驗計畫，若沒有，還要向衛福部申報恩慈專案，曠日廢時且不一定會被核准。（2014.05.25 更新此段文字，但不確定此種說法是否正確。）

畢竟，對一個無法進行手術、化療、放療的癌症病人來說，這是一個希望。而不是一味的去打標靶藥物。（話說回來，其實打標靶藥物，醫師也不會百分之百的跟你說，這樣打完標靶藥物會有效，不是嗎？）

這個結果也讓我們對半年前猶豫要不要做免疫細胞治療，以及觀察期間心情的反反覆覆（對於這次免疫細胞治療是否會產生效果），算是放下心頭大石。

感謝臺灣跟日本醫師們的幫助，感謝上天，也感謝所有關心我的家人、同事跟朋友們！

當然我同意卡斯柏的想法，多一項選擇永遠是一個希望。不管免疫細胞療法是否對每一個人都有效，依照全球醫學統計數字來看，無效的還是占大多數，但只要對一個人有效，就是一條寶貴的生命，如果能繼續改良到對大多數人有效，那不是癌症治療道路上的一大突破與轉機嗎？這也是我們的初衷，這個想法從2014年萌芽後到今時今日，依舊沒有改變，只是更堅信這條路必須要走得更長遠，路上的不法投機份子以及錯誤的觀念必須要被導正……，這些也是影響後來我決定成立協會的重要因素之一。

永不放棄的伊東院長

話題拉回到免疫細胞治療的歷程……

在千葉大醫院治療後的一年半回診，我們發現腫瘤又有變大的情況！當然經過這段時日的休養生息，我們雖然對於這樣的噩耗感到悲痛，但因為有千葉大醫院治療的經驗與信心，我們毅然決然的打算繼續前往久留米醫療中心治療，雖然不清楚未來的道路是否依舊可行，但我們知道只有繼續往前走才能看到盡頭的答案；而這一路上探訪到的風景與人事物，更是我們這一生難得的際遇。

在我們自行順利成功地申請到久留米醫療中心接受治療之後，我們認識了一位專業、執著又永不放棄的伊東院長，他是負責久留米醫療中心整個計畫的院長。他對於來自海外的病人態度十分友善且開放，但他也要求病人必須乖乖配合，包括：睡眠、飲食、搭配中藥等方式，都跟傳統西醫的想法略有不同。但我可以理解伊東院長的理念，因為人的身體需要好好照顧，不管是病人還是一般正常人，都應該採取正確且健康的生活方式來強化自身的免疫系統；唯有多方面的配合，才能讓免疫細胞治療的效果產生極大化的成效。他對這一點深信不疑！因此，他以溫柔但堅定的態度告訴我們：每天必須在晚上十一點以前睡覺、要吃得健康、天天要做緩和運

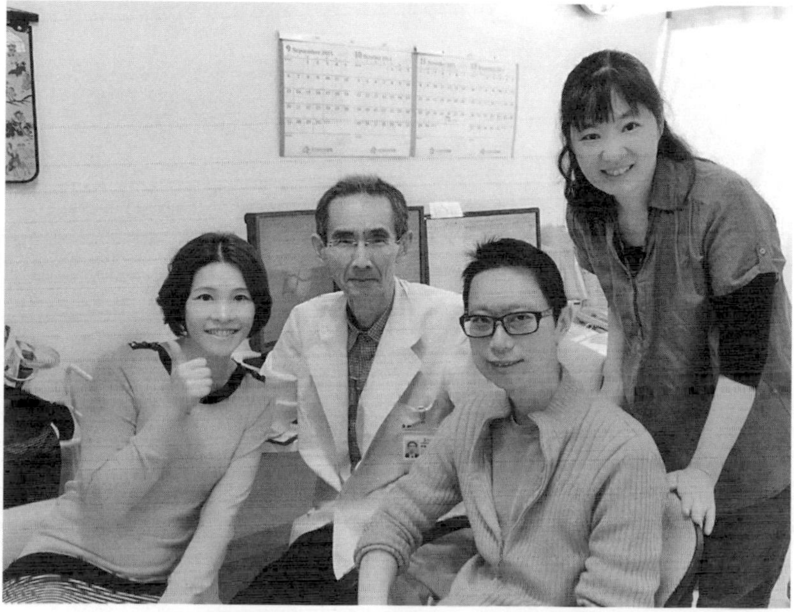

（左二：久留米醫療中心伊東院長；右一：日本友人藍方）

動等等，雖然是老生常談，但他自己卻是每天嚴格奉行。

伊東院長的恆心讓我十分感佩，同時他也要求身為病人家屬的我一起遵守規則。從那時候開始，我盡量保持這些習慣至今已經將近五年，若是我能一直維持健康的身體，那麼一切都必須歸功於這位堅守信念的伊東院長。

久留米醫療中心的治療

卡斯柏在久留米醫療中心的治療經歷都節錄在他的部落格裡，也因為他論文研究般的記錄，吸引了大批對免疫細胞治療有興趣的病友和媒體的關注；同時也開啟了日後能順利透過眾多媒體朋友的幫助，將正確觀念傳達給大眾的一扇門。

前往久留米醫療中心施打第一次的免疫細胞。施打前醫師詳細詢問過去三週的身體狀況，接著跟我解釋 HLA 的型態，以及要對應施打的四種細胞疫苗的名字。

每一次總共要施打八針，每種細胞兩針，施打方式則從我最最靠近腫瘤附近的淋巴位置施打，左右邊各四針，採皮下注射。久留米醫療中心是親自由主治醫師進行施打，因此不會由護理師或其他助手施打，就在門診間直接進行施打，注射時間不到五分鐘。

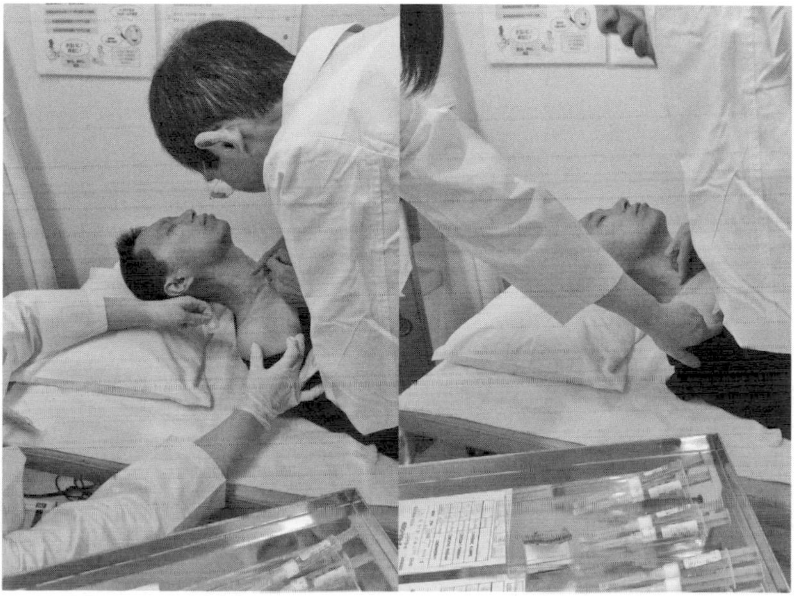

日本醫師的解釋跟詢問時間都超過一個多小時，施打時間只有十分鐘，這個在臺灣看診的經驗實在很不一樣。（補充說明：伊東院長非常重視飲食、睡眠、運動以及排便狀況，每次看診都會詳細詢問及記錄。）

另外，此次有中天新聞調查報告小組的隨行採訪，它們除了記錄我們的就醫過程外，辛苦的文字記者跟攝影記者，也約訪了日本九州大學附設醫院、久留米醫療中心，以及日本免疫細胞療法民間診所，主要希望探討免疫細胞療法在日本目前發展的狀況，以及為何臺灣不合法的原因。該支新聞影片至今在台灣癌症免疫細胞協會官網仍可看見。

記者有問到兩個很關鍵的問題，在此先分享受訪者的意見給各位：

問題1：有人在臺灣抽血，送到日本培養免疫細胞，再送回臺灣施打，這樣可以嗎？

日本民間免疫細胞療法診所醫師表示：運送過程的環境因為不是在特定保存環境，免疫細胞的活性經過六小時就會大幅下降，因此運送後施打的免疫細胞，應該是活性比較低的，而且運送過程的安全性與穩定性也存疑。

問題2：若在健康時儲存免疫細胞，萬一罹癌時可以拿出來治療癌症嗎？

九州大醫院跟久留米醫療中心的醫師們一致回覆是：免疫細胞療法主要是讓免疫細胞可以辨別癌細胞進而攻擊。至於如何辨別呢？目前的技術主要是從罹癌者的身上取得血液，然後透過取得血液中具有癌細胞的特徵，再以此進行培養免疫細胞，才能讓免疫細胞具備辨別癌細胞的功能。若健康時先儲存，目前還沒有證據證實可以有辨別癌細胞的功能。換言之，也就是有效性極低不具醫療價值。

2015年03月24日第一次於久留米醫療中心施打完免疫細胞後，身體的反應沒有太多變化。中午吃完飯回到飯店，覺得很想睡覺，就直接睡到晚上六點起床，接下來幾天都沒有太多異狀。伊東醫師說可能到第三次以後，身體會出現紅疹，但不要抓就沒事。

其實由於施打部位是在肩膀部位，又是採皮下注射，因此有些打針點會有些黑青，有點痛痛的……，但過了這幾天也就好了。（其實我超怕打針，Karen 一直說我當天在久留米醫療中心打針，真的很會演，針打下去，好像遭受凌遲之刑一樣，痛苦萬分，其實也就是打針而已……，我也真不知我是怎麼撐過七次大化療的。）睡覺的反應跟我第一次在千葉大醫院施打的反應是差不多的，因此沒有太多疑慮。

不過話說回來，第一次千葉大醫院的免疫治療完畢後，我一直疑神疑鬼的，一直覺得免疫細胞療法是無效的。原因就是：那時千葉大醫院只有打兩針免疫細胞治療針劑，每次都在門診進行不到二十分鐘就結束了，讓我感覺沒有被治療。心想：「之前化療、放療搞那麼久，腫瘤很快又發起來，千葉大醫院只有打兩針……頂得住嗎？」（還好事後證明，我白擔心一場，千葉大醫院的免疫細胞療法頂住了。）當時在等待檢查的半年內，我的心情是一直忐忑不安的。這次心情就比較篤定些，心中盤算是：就算是沒效，之後再化療就好。

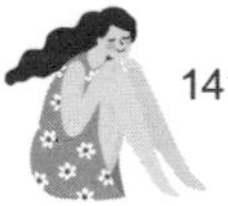

久留米貴人：藍方

如同千葉大醫院的就醫過程一樣，在久留米醫療中心求診過程也是遇到許多貴人，其中最難忘的是「自投羅網」的藍方。藍方也是從臺灣嫁到日本久留米，而她跟Miho不同的是：她不是朋友介紹認識，更不是原本就認識的朋友，她僅是偶然看到新聞報導，發現我們遠赴久留米就醫後，就自己來部落格留言給卡斯柏，說她可以在當地幫我們做翻譯。面對來自異鄉的熱情幫助，我們感動到無以復加。而她後來跟我們碰面後我們才知道她的故事：原來她也是癌症患者，罹患乳癌的她雖已康復，但她非常能理解我們在抗癌過程中的恐懼與無助。所以，當她看到我們需要遠赴日本在異鄉求醫，熱情的她，立刻自告奮勇幫我們翻譯；日後更是全心投入地幫助了無數來自臺灣的朋友做翻譯。

藍方不僅完全不收費用，甚至還努力研究每一個病人不同的狀態，因為她擔心自己在溝通過程中有任何失誤，甚至還協助部分病人訂飯店等等無關醫療的瑣事……，看她忙進忙出的種種貼心舉動，都讓我們感動不已，無法用任何言語來表達我們內心的感激。還好後來發現久留米醫療中心可以申請免費的醫療翻譯志工，也才逐漸慢慢減輕她的負擔。其實坦白說，在整個受到藍方的幫助過程裡，我最擔心的一直是她的身體；我當時非常擔心這樣的義務工作會讓她的身體產生變化，雖然事後證明我的擔心多餘了，但我的想法就是：要幫助別人之前要先把自己照顧好，只有我們自己先強大起來，才有更多能力幫助更多需要的人，如果都自身難保了，就更遑論幫助他人了呀！

善良的藍方到後來雖然跟著被派任到上海的老公離開日本，但仍是不間斷地幫助臺灣病人和久留米醫療中心溝通，甚至還在我最需要的時候，特地回臺灣協助協會邀請日籍醫師來臺的專業講座中擔任最重要的翻譯工作……，其種種的善舉，已經超越了我們初相識時的期待太多太多了，這一切的一切，直至今日回憶起來，都仍讓我感激萬分！在這一段漫長的赴日求醫旅程中，我們真的見證到了太多的善良、溫暖與無私的愛。

●

對我來說，這整趟赴日求醫的「奇幻旅程」，是我和他一起共同的經歷，我希望用我的角度和他的想法共同傳達勾勒出這趟旅程，對我們的意義和我們看到的不同細節，拼湊起來就是我們最完整的抗癌經歷。這段路雖然坎坷艱辛，但安慰的是，我們一直攜手同行，因為他的痛苦與勇敢，讓我變得強大而堅毅；因為我的樂觀與堅持，也讓他從谷底爬起，邁向助人之路。

因此，我們這趟經歷造就出煥然一新的我們。更奇妙的是，我們也不斷透過別人的眼中看到不一樣的我們，也許歷經生死與共多次後，我們都知道我們已經改變了，只是不知道未來還有什麼等待著我們。當時的我，對這一切充滿信心，自然也不知道我的人生即將產生另一個大變故，更將邁上另一段人生道路，而那時將是我自己前行，他不再能夠陪在身旁。在那歷時兩年多的日本求醫過程中，我始終堅信他會戰勝癌症，跟我攜手到老……。我真的相信．深信到連一絲懷疑與猶豫都從未曾有過！

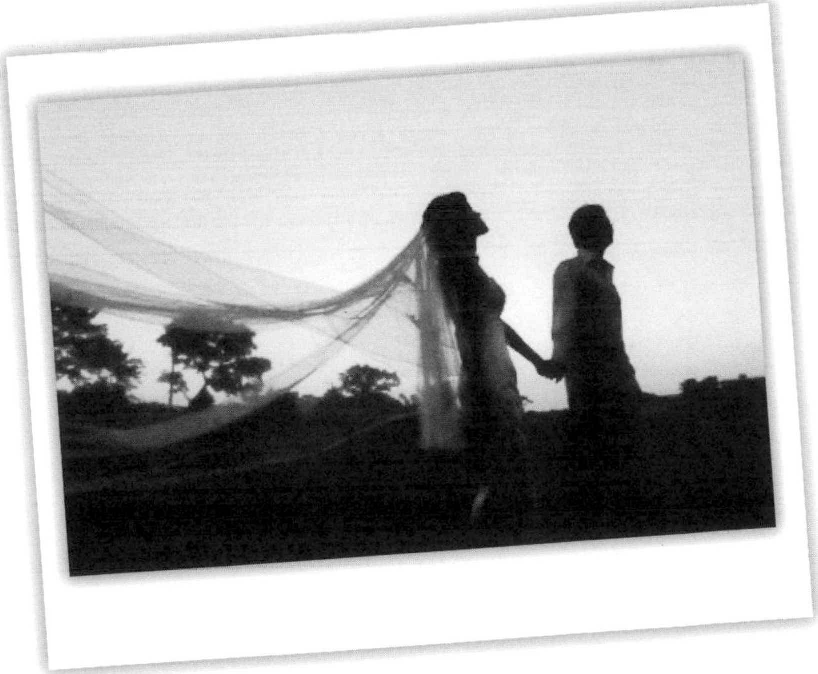

● 第四章 ●

請願立法 為愛而戰

在我們經歷了奇蹟之後，

也期待為更多的人帶來希望與機會，

一場小蝦米對抗大鯨魚的不公平戰役，正式開戰……

訴願修法，給癌友更多治療權利

為癌友發起連署

2015年09月24日，對一般人來說只是一個普通的日子，但這一天卡斯柏卻做了一件大事—他在國發會公共政策網路參與平臺提起了該網頁第一個提案，而他做這件事我完全被蒙在鼓裡，直到這個連署文從別的癌友手中不斷流傳，我才知道他做了這個提案。

事後在他與媒體的分享中，我才得知，其實早在2015年中旬開始，他已經針對「臺灣施作免疫細胞療法不合法」一事，寫信到總統信箱、市長信箱，並透過各種關係向各黨派立法委員傳達請願訴求：希望修法使臺灣通過癌症免疫細胞能合法獲得治療權，讓癌症患者多一個選擇權，也讓臺灣的醫療發展腳步能與國際接軌，進一步發展臺灣的國際醫療地位。

以下為他在國發會公共政策網路參與平臺的連署原文——

連署案名稱：讓癌症免疫細胞療法的修法法案，在2015年12月底前送入立法院以及加速癌症新藥的引進速度

提議內容或建議事項：

臺灣罹患癌症的多人數與高比率，已經是不在話下。但臺灣各大醫院目前治療癌症的方式，仍以傳統的放射線治療、手術、化療方式為主。臺灣的癌末病人所不知道的是，與鄰近的國家如中國及日本相比，他們早就已經有更先進的癌症免疫細

胞治療於臨床提供癌末病人選擇。（日本早在2007年便將這項治療方式應用於臨床治療；中國三甲級的醫院，更是將此項治療於臨床治療超過上千個病人。）

而臺灣癌末病人至今無法享有這項治療方式，只是因為法令太過老舊，無法讓這項先進的治療在臺灣合法進行，讓臺灣的癌末病人喪失更多治療的選擇。

這項在臺灣尚未被立法通過的癌症免疫細胞療法，近期在不少患者親身見證下，有越來越多的病人遠赴國外嘗試。不過，由於癌症病人體力不足，也需要家屬時刻陪伴出行，這使得出國治療成為難以負荷的必要。

簡單的說，這種新型態治療癌症的方式，是透過培養自身免疫細胞再重新注入體內，透過人體免疫細胞自行殺死癌細胞腫瘤。關鍵在於，這對人體不會產生類似放、化療的強大副作用，讓癌末病人可以享有更好的生活品質。

免疫療法對於一些無力進行傳統療程的病人來說，真是一線生機與新希望，但是臺灣立法需要經過長達五年、八年的測試，更不用說立法院通過新法案的低效率！這都讓癌症病友們很心酸，因為他們都沒有時間等了！

對臺灣癌末病人來說，另一項更不公平的是，新藥引進的時程遠遠落後美國。以目前的現況，美國 FDA 通過的新藥，若要引進臺灣，還要經過冗長的人體實驗過程，然後才能在臺正式上市，而這個過程，需要經歷至少二年以上的時間。這代表，原本的新藥，臺灣癌末病人最快可享用到的時間是三年後，對於癌末病人，已經是舊藥，根本就是看得到，吃不到。

癌末病人若沒有時間等到三年以上，則需要由醫師打報告，向衛福部以恩慈專案的方式申請，衛福部有權力可以否決引進，加上公文往返到國外進藥，又是超過一個月以上的時間，請各位試想，癌末病人若真有這麼多時間等待，怎還會被稱為癌末呢？

因此，在此提出兩點訴求：

1. 讓癌症免疫細胞療法的修法法案，在2015年12月底前送入立法院。
2. 讓癌症新藥的引進加速再加速。

以上兩項訴求，都是希望給在與死神搏鬥的癌末病人，更多的治療選擇跟機會，希望各位能盡速連署此項提議，請各位幫幫忙，讓臺灣的癌末病人可以擁有治療的權利和便利！

利益與影響：

好簡單的利益與影響，就是可以讓癌症病人有更多生存的機會！

以上全文是他當初的提案內容。而在2015年10月14日就已達到5000人連署的目標，也成為該平臺第一個連署成功的議案。

小蝦米的怒吼

照理說，衛福部身為該議案的負責機關，在議案連署通過後，依照規定必須在兩個月內給予正式回應。而在我們翹首期盼正式回應之前，衛福部針對媒體已經先有了回應：內容大致意思是表示此一修法不在他們的規劃內，而且此一提案僅為鄉民意見，不足以納為修法考量……之類的官方言論。

新聞一出，在第一時間我尚未看到，也是經由朋友轉發給我才知道這則消息。個性一向很直接的我，加上一直以來承受的眾多壓力之下，這篇報導無疑是壓倒駱駝的最後一根稻草！我再也壓抑不住我的情緒了，於是也在未跟卡斯柏討論的情況下，於2015年10月16日直接在臉書上公開發表我的憤怒與悲傷：

很少在FB發怒文，但無能政府真是令人髮指！在對外發言報導前，有思考過為何短短不到一個月內就有超過五千人連署？！不懂這是對求生的怒吼嗎？還在想選票，還在找醫師反對，這些醫師如果是免疫療法專家那我就服了，連我們做過兩次成功的免疫治療，我們都不敢說我們很了解，如果不是有效，我們是白癡瘋子嗎？要一直花錢跑日本治療？不知道病人和家屬都很累嗎？

為了一個健全的家庭和微小的生命，每個人都願意不放棄，奮戰到最後一刻！政府那些躲在象牙塔中，號稱會找發起者瞭解的傢伙，現在沒跟怒吼的民意溝通後就先跟媒體發言，是很了不起是嗎？

媒體報導的所謂鄉民，媒體知道就是有朋友或家人正在受苦或正在為生命奮鬥的一大群亟欲求生的病人嗎？

報導持平我沒意見，但只有單方意見，為何不去報導真正有做免疫療法醫師的意見？為何其他國家要花那麼多資源推動這件事又有想過嗎？難不成別的國家也是為了選票在作秀，或是錢太多沒處花？！

千萬不要讓憤怒之火燎原……，在知道一個人的生命有多珍貴前，不要再給我說官僚屁話！卡斯柏繼續下去，不要放棄！

現今再回頭看，當初的無助與憤怒還是不變，我還是一樣的我；再經歷一次我還是會重炮反擊。

因為沒有對等的溝通管道，身為「鄉民」的我們，只能選擇在臉書自我抒發，但令人驚詫的是：由於之前曾在媒體工作，同業得知我的訊息遂將我的公開文轉給國發會內部，也讓他們知道第一個提案通過者受到的打擊與氣憤。因此國發會要求衛福部盡快找我們碰面溝通，了解提案者真正的想法與訴求，然後在規定時間內作出正式回應。此一發展自然是我們始料未及，我們本以為這一個平臺提案又是一個政府無謂的實驗，試圖想拉近跟民眾距離而產生的網路互動媒介而已，連卡斯柏都坦言，當初連署提案也是抱著死馬當活馬醫的心情，完全沒料到會開啟一場小蝦米對抗大鯨魚的戰鬥，而且因為小蝦米擁有太多的發聲管道和眾多期盼力量，最終竟能走到一個連我們都沒能想到的道路上。

公開的媒體發聲

由於我的憤怒言論引起眾多媒體好友的關注，其中不乏一路看著我們辛苦抗癌的好友，也是加入連署活動之一的朋友，主動邀請我投書到媒體的民意論壇，希望我們的想法和訴求不只局限於我們自己的生活圈，而能讓更多大眾了解我們的提案內容，也進一步可以對政府施壓，於是我人生的第一篇媒體投書在2015年10月19日於「東森新聞雲」平臺刊出——

我們不是權貴也不是名人，我們只是平凡的一般人，但三年前一個癌症惡夢降臨後，我們的人生整個大改變……。因為化療和放療都無效，與其慢慢等死，我們幸運地靠著自己的努力，成功申請到日本大學醫院接受我們赴日施打免疫細胞療法實驗計畫，成功找到拯救我們家庭和生命的方式，因此我們願意將我們的故事分享出來，更希望喚起大家的重視，讓更多在癌症病痛中求生的朋友，也能像我們一樣幸運，即使只有千分之一、萬分之一的機會，我們都希望為自己的家庭和生命不斷奮鬥下去！但現在臺灣的免疫細胞療法實驗計畫開放之路遙遙無期，為了能讓臺灣更多癌友有更多治療選擇方式，我們願意付出所有努力，只為了爭取每一個脆弱的生命，能擁有更多元的治療選擇權！

三年前卡斯柏突然被診斷出鼻咽癌末期，對不到四十歲的青壯年來說，絕對是一大打擊！加上還有一個不滿四歲的幼子，又是家中獨子，對於父母、老婆、朋友、同事來說，都是難以接受的噩耗，但為了家人朋友的支持，卡斯柏咬著牙做了7次化學療法以及33次放射線治療……。可惜的是，腫瘤並沒有消失……又因為化療太多次，白血球低到不足900，醫師擔心到每天告訴身為家屬的我們，他可能隨時猝死……。在卡斯柏保護隔離的那一週，他並不知道他的生命有多脆弱，以及我們家人有多害怕，一條寶貴的生命就像在暴風雨中的破風箏……搖搖欲墜又無能為力……除了背地裡哭，人前也只能笑著安慰醫師說：「他一定沒事的！」

幸運的是，他撐過那一週了，但接下來因為腫瘤包覆著頸動脈血管，放射線療法不能再施打了，化學療法經過白血球低下到無法提升的狀況後，臺灣醫師也不敢隨意施打……那還能怎麼辦？等死嗎？徬徨無助快一個月後，我們奇蹟似地聯繫上網路上發表免疫細胞療法論文的日本千葉大學醫院醫師，僅僅憑著 Email 往返，他們接受我們去日本千葉大學醫院參加免疫細胞療法實驗計畫，雖然一點也不懂免疫細胞療法，但這是我們的一線生機，臺灣醫師也鼓勵我們不要放棄任何可以治療的希望與機會，因此我們貿貿然地勇敢赴日了。再次幸運的，我們成功了！腫瘤有被控制住甚至縮小，這對臺日醫師來說，都是一個非常令人開心的消息，而經過六個月多的休養生息，卡斯柏甚至可以再施打標靶化療6次，而不會出現白血球過低的危險。

然而長期服用口服化療藥，卡斯柏的肝功能漸漸有受到影響，手腳麻痺的狀態也越來越嚴重，因此為了維持生活品質，我們又再次從日本千葉大學醫院的醫師那裡得知，日本福岡的久留米醫療中心有大規模的免疫細胞療法實驗計畫，因此我們再次成功申請進入臨床實驗計畫，也很感恩地發現不只我們，還有許多臺灣病友也因為治療瓶頸，或是希望爭取更好的生活品質，而到久留米醫療中心成功申請到免疫細胞治療實驗計畫，雖然每個人反應與成效不同，但對癌症病人與家屬來說，我們就像溺水的人，只要有活命的機會，不論這個救生圈在哪裡，拚了命我們都會死命往那游的……為了什麼？就只為了一個能活下去甚至有尊嚴選擇自己生命的機會！

日本醫藥費約莫臺幣二十五萬左右，對癌症患者來說已經是相當合理的費用（跟一般標靶化療動輒幾十萬比起來，已經是人性化的費用了），但試問：受盡化療和放療煎熬的癌症病人，有多少人有體力與能力每個月前往日本接受免疫細胞的回輸治療？我們既然是幸運的，我們更希望能把我們的幸運帶回臺灣，讓更多病友跟我們一樣有更多治療選擇機會。

因此卡斯柏在國發會「公共政策網路參與平臺」發起了連署活動，短短時間內就達到 5000 人的連署，也是第一個通過連署的議題，這一切的民意怒吼只是希望臺灣衛福部正視癌症病人的需求，包括加速立法通過臺灣免疫細胞療法的合法性，進而可推動更大規模的免疫細胞療法臨床實驗計畫，臺灣很多醫師並非不願意朝向免疫細胞療法發展，而是臺灣政府根本不同意這些實驗計畫，再者就是加入癌症用藥（免疫點檢查用藥）的引進時程，此一部份因為藥廠的力量似乎動作比較快，但很多免疫點檢查用藥如果沒有納入健保內，根本就是天價，就像是PD-1的用藥就高達上百萬，難道這是一種要錢還是要命的選擇遊戲嗎？

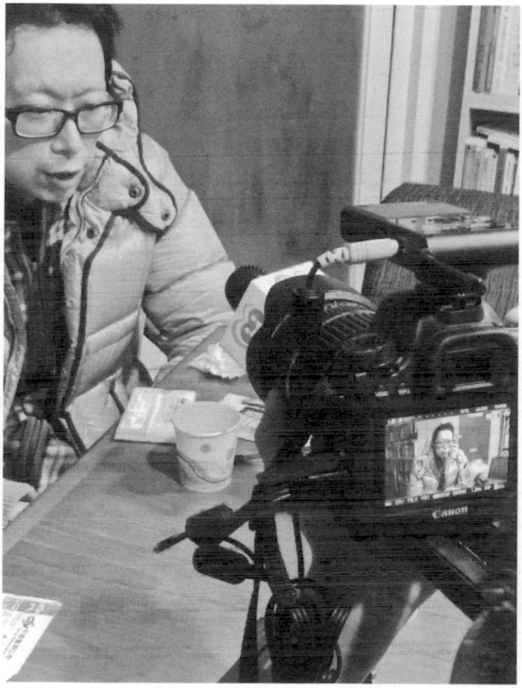

如果要扯到健保虧錢或是健保體制問題，那更是突顯臺灣政府的無能，美國、日本的經濟風暴與衝擊不比臺灣輕微，但美國和日本政

府在推動癌症新藥與免疫細胞療法實驗計畫的努力，卻是臺灣政府的許多倍，我們可以不要當領頭羊，但請不要跟不上步伐還不斷找理由推託，就在我們討論免疫細胞療法是否有效的同時，試問政府知道有多少因癌症而病逝的生命嗎？有多少人就算身體疼痛到無法行走，也要坐著輪椅上飛機，只因為日本或是大陸接受免疫細胞療法，而這些病人願意傾盡全力只希望求得活下去的一點點機會！

不論免疫細胞療法的成功率如何，但可以預見的是美國和日本都在努力發展此一治療實驗計畫，臺灣的腳步請再加快，臺灣的人心如此善良，每次捐款金額都又快又多，人命關天，難道不值得為自己的生命多要求一個選擇權？

卡斯柏事前並沒有看過這篇投書的內文，在文章刊登後，他才從媒體上得知他當初有猝死的危險和我經歷的痛苦過程，他默默地什麼都沒有說，只是一直抱著我默默流淚。其實此時他的聲帶也因為放療的後遺症，狀況已經越來越惡化，聲音沙啞到**有時說話都很費力，短短幾十分鐘的談話，都讓他感覺像是跑了百哩賽事般疲憊。**這一段日子，我已變成他主要的發聲筒，而身為生命共同體的抗癌伴侶，我們的想法與默契聯繫遠比十多年來的感情交流更為緊密，很多事情也已不用言明都能知道彼此的心意。所以，雖然卡斯柏一句話都沒有說，但他的擁抱與眼淚我皆能了然於心！

免疫細胞治療合法化之戰

首次前進衛福部

經過媒體披露的那篇投書，後來也被國發會與衛福部在內部轉傳（這是衛福部內部人士後來私下讓我們知道的），於是2015年10月24日我們第一次前進衛福部。坐在空蕩廣闊、裝潢設備都嶄新的大會議室內，我們自然是強壓怒氣，但對於與會期間的第一次溝通，我們自然也不抱太多希望，只期盼政府能正視我們的需求，不要再用官樣文章或作為來抹殺許多癌友的一線生機！

在與衛福部第一次的會議之後，我也立刻針對會議初步的討論內容與狀況，用

FB公開的方式跟大家報告進度。以下為當時臉書原文：

第一次會議主要是更了解連署發起者的訴求，現在他們很清楚我們的訴求，就是希望免疫細胞治療大規模開放，讓癌症病人多一個治療選擇權，也希望讓治癌藥品適度納入健保，或是讓藥廠有競爭壓力而降價。

衛福部內部已經朝向開放之路努力，聽說他們已經通過四個醫師申請的癌症免疫相關治療計畫，但目前的開放方式與條件還可以更快速更大規模，感謝政府單位有聽到大家的怒吼，期望盡快給我們一個妥善且快速的解決之道！

今天不好意思，情緒數度失控，跟卡斯柏溫文冷靜的資料分析比起來，我講話真是太機車了（還忍不住拍桌子了……），但想到那麼多急著救命的病友……很抱歉我修養不好。

最後，還是請趕緊給我們滿意且快速的正式回應以及解決之道！我們會一直做到成功為止！

一直以來，雖然我們是提案人，但許多資訊與進度我都習慣定期公開報告，因為我們知道等著救命的癌友與家屬有多心急與焦慮，只有讓他們知道這場戰役的每一個進度以及我們的努力方向，才能讓大家在黑暗中期盼那一線曙光的到來；我們也因為大家給予的眾多支持與力量，而能繼續這場不斷令人失望與憤怒的不公平戰爭！

衛福部與會紀錄

時間：2015年10月30日

上次到衛福部的會議，衛福部已整理為簡單的會議紀錄，以下資訊也同步公布於國發會連署回應的平臺上：

《提案人訴求釐清會議》會議紀錄 Caspar Wang 君於國發會公共政策網路參與平臺發起「讓癌症免疫細胞療法的「修法法案」，在 2015 年 12 月底前送入立法院以及加速癌症新藥的引進速度」一案，業已於 104 年 10 月 14 日累計超過五千人連署成案。

故本部於 10 月 20 日舉辦提案人訴求釐清會議，本次會議資訊如下：

一、會議定位：釐清提案人訴求（僅釐清，而非進行回應）

二、會議時間：104 年 10 月 20 日 15:00~17:00

三、會議地點：衛生福利部 202 會議室

經本次會議釐清後，將提案人訴求綜整如下：

【訴求一】癌症免疫細胞治療在臺灣能全面且快速開放。

（一）讓更多癌症病友知道並加入相關人體試驗：國內已有醫師執行癌症免疫細胞治療人體試驗，請公開透明人體試驗的資訊，讓更多病友及醫師知道人體試驗訊息；不符臨床試驗收案標準者，亦應建立管道開放自費接受治療。

（二）人體試驗申請流程要簡化、審查要加快：癌症免疫細胞治療人體試驗申請案，應由實際執行過的專業醫師審查，癌症治療分秒必爭，尤其對癌末者，希望審查能加速，讓病人有機會接受多元治療。

（三）大規模開放癌症免疫細胞治療，而非個案申請：個人逐案申請的方式無法達到全面、快速開放的效果。癌症免疫細胞治療在國內已有臨床試驗成功案例，或可採開放為新型醫療技術，搭配限制醫師資格來執行；但若衛福部能提出其他能達成快速、大量開放之方式亦可。無論如何，研議開放方式時，應由對癌症免疫細胞治療有相當專業之醫師表達意見。

（四）癌症免疫細胞治療提供病人多元治療的選擇：癌症免疫細胞治療是否有效因人而異。美國已有產品上市、日本已全面開放（作為二線治療），提案者以自己的經歷表示，癌症免疫細胞治療讓生活有品質，為何不能開放病人多一條可以選擇的路？

（五）政府應給予資金鼓勵癌症免疫細胞治療：政府要投注更多資源在癌症免疫細胞治療的研究，例如：仿照日本對醫師進行補助，讓更多醫師願意投入癌症免疫細胞治療的研究及臨床試驗。

【訴求二】癌症新藥引進速度加快。

（一）國外上市的抗癌新藥，希望國內可以盡快上市。

（二）癌症新藥的資訊應透明，讓更多病友、醫師知道訊息。

【訴求三】資訊應公開透明。

（一）未來若成立部級委員會討論細胞治療管理議題，應公開委員名單、討論議題及相關記錄。

（二）連署案後續若召開會議，應公開出席名單、討論議題及會議記錄。

以上是我們第一戰後衛福部的官方版會議紀錄，雖不令人完全滿意，但至少願意公開陳述在了解民意連署後的意見溝通內容，對我們來說至少是一個好的開端。

初戰告捷

對於深諳政府作業程序有多冗長緩慢的我們，為了避免後續作業被政府無聲無息地掩蓋，或是被時間拉長後無疾而終，我們又開啟了我們的第二場正式戰役。

此時，在馬偕任職公關的好友為我們請假披掛上陣。在經過不到一個月的策劃及討論後，我們召開了第一場正式的記者會，向世人宣示這場戰爭我們將不會輕言放棄，並展現會持續密切監督政府的決心！

2015年12月14日上午，也是我們第一場記者會，我永遠記得那一天的天空陰沉沉地，冷冽的空氣像極了我們當天的心情，一直感覺有一股冷空氣直往心裡竄，讓人特別地焦躁又忐忑不安。

記者會前一天，我和卡斯柏都沒睡好。他主要是因為不喜歡面對媒體發聲而感

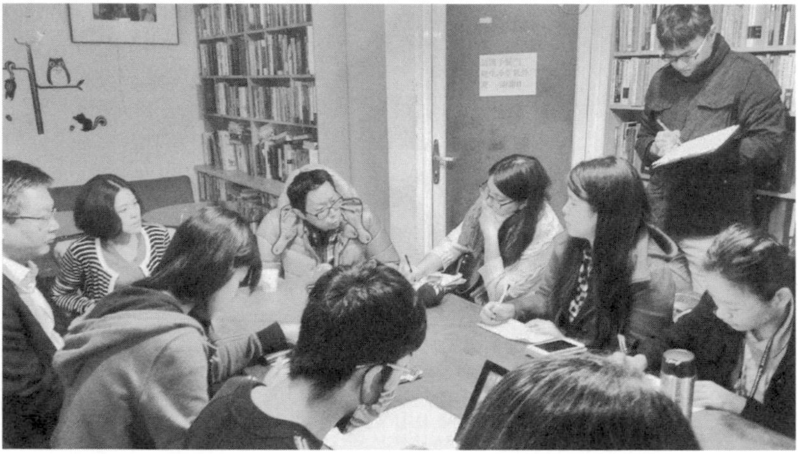

到焦慮；而我則是擔心這樣的冷門小眾議題以及我們兩個平凡的素人故事，無法吸引媒體的注意和得到青睞，加上當天還有政府的其他例行記者會等議題，若是記者會的記者出席狀態與報導狀況不如預期，那麼，這一場小蝦米對抗大鯨魚的戰爭不是就要輸在起跑點上了嗎？而一旦輸了開端，後續我們又該用怎麼樣的方式來對抗政府這頭大怪獸呢？

就在我一連串的擔心與惶恐不安之下，慢慢地有越來越多不認識的媒體朋友準時抵達會場，我一顆七上八下的心才得以踏實。那一場記者會也因為他們的關注與支持，不僅為我們空蕩無依的內心一下子注入了許多的溫暖，同時會後熱切的報導也引起了當時輿論的注意……，這一切的一切都讓我感恩至今。

●

記者會當天，我和卡斯柏數度淚灑現場，尤其當他用著沙啞的聲音奮力說出他的訴求與想法時，我內心真為他感到無比驕傲與感動！沒有人比我更了解他有多不希望自己這樣的一面曝光在媒體面前，但為了幫癌友爭取更多希望與機會，他拋下自尊與偽裝的面具，將自己脆弱不堪的一面赤裸裸地展示在世人面前，這一刻的他，令我感到耀眼奪目。我打從心裡知道我嫁了一個了不起的人，一個真正讓我值得託付一生的人。（當然這麼噁心的話我從未跟他直白的說過，唯有在事後趕往機場的路上，我忍不住跟他說：「你真的很了不起！」）

協助召開記者會的好姊妹坦言，以她多年的醫療公關經驗，這樣的議題和採訪對象，是不可能在一早吸引那麼多媒體的青睞而前來採訪；即使友情出席也不太可能有大篇幅報導。對她來說，這場記者會現場與後續的報導曝光與效應，簡直像是奇蹟，她也深受感動。

的確，在記者會結束後，我們立即前往機場趕赴日本久留米醫療中心，就在去機場的路上，我便接獲蘋果日報記者的電話專訪，隔天居然以「頭版」的方式大篇幅報導！同時，記者會當天出席或沒能出席的記者朋友，也後續都有為數不少的消息曝光；之後一、兩個月內，也持續接獲許多雜誌媒體的專訪邀約……，這些不在預期內的結果，就如同在平靜無波的湖面上投下一顆巨石而掀起了滔天的波瀾，即使巨石已沉入湖底，卻還是延續不斷地在湖面展開漣漪，許久未歇～～

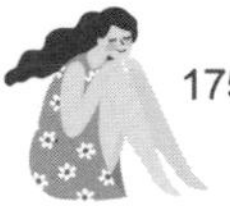

最後的愛，是放手

最後一次倒數？

才沉浸在令人振奮的首戰勝利喜悅中，誰都沒想到這樣的幸運並沒有延續太久。這次從日本久留米醫療中心就醫回來後，可能因為長期的抗癌過程加上多次舟車勞頓的疲憊積累，卡斯柏這一回的治療感到特別的疲累；甚至在回程待機時，累得直接就躺在機場的候機室椅子上睡了，直到上飛機前才醒來。身為他長期抗癌夥伴的我，其實身體也疲累不已，但看到他都撐得那麼辛苦，不僅讓我心疼不已，更是不願在他面前提及自己身體的不適。於是，我們兩人就都在無比的疲憊中，迎接新的一年。

我們誰都沒有料到，2016年居然是我們兩個攜手旅程的最後倒數時刻……。在吃過溫馨的團圓飯之後，卡斯柏依舊深受喉嚨沙啞無法正常發聲、嘴巴無法順利開合之苦，嘴內的破洞也讓他感到吞嚥困難；更令他抓狂的是：口腔內的疼痛感已經不是止痛藥可以解決的了。

因為吞嚥困難的關係，卡斯柏的體重不斷下降，每一次看著他瘦骨嶙峋的身軀，我都不敢露出一絲絲的難過表情，每晚只能偷偷躲在棉被裡哭……，因為我擔心他的求生意志與生命力，正一點點地在這場長期抗戰中慢慢被消磨殆盡，現在的他，彷若是一根就要燃燒殆盡的蠟燭，正苟延殘喘地想延續那一抹微弱的燭光……。

可怕的事情還是一步步的逼近我們。

2016年03月01日是我永遠忘不掉的一天，卡斯柏突然在家中吐出大量的鮮血，當時只有他一個人在家，我人在外面。接獲他的電話時，我嚇得手不停地發抖，只能趕緊請社區管理中心幫他叫救護車。在趕回去的一路上，我不斷地回撥電話想確認他的狀況，但他也都沒有接聽。不得已，我只好請託交情尚不深的鄰居幫我到家中看看他是否安好？我擔心他吐血之後是不是又發生了什麼事所以沒接電話，更擔心我最害怕的事情發生……。

在那一刻，我不敢再往下想下去了……，我用最快的時間攔到一輛計程車，請司機先生用最快的速度趕回家中。我還記得當時我處在心急如焚、極度恐慌中，不斷地央求司機先生超速沒關係，罰單我會幫他支付……，而就在飛奔趕路的途中，我接獲鄰居的來電，表示卡斯柏意識清楚，已被救護車送往離家最近的醫院急診室，請我直接趕往醫院會合……。此時，揪著的一顆心才稍稍心安些。感謝生命中這些伸出援手的貴人，這一路上，若不是有這麼多無私的貴人相助，我想我們是無法走到今時今日這一步的。

病況急轉直下

到醫院後，卡斯柏吐血的狀況已經止住，但憂心忡忡的我還是忍不住致電詢問主治醫師要怎麼辦？主治醫師表示：若還有出血狀況，必須緊急送醫住院。於是我們這幾天就在驚惶不定的恐懼中，不斷地祈禱不要再有出血的狀況發生了；這一次我們的祈禱沒有獲得回應，隔幾天，卡斯柏又突然吐血不止，我們緊急的將孩子託付家人照料，立刻搭車前往榮總住院。

住院詳細檢查之後，醫師表示是因為當初打放療時，造成頸動脈周遭的血管破裂，因此才會出血不止。小條的血管可以用栓塞手術處理止血，但比較大條的血管要試試看是否栓塞後不會影響血流到腦部，不然的話可能會造成中風的後果。

其實一向很重視生活品質，同時更擔心拖累我的他，在很久之前就跟醫師討論過這個議題。他明白表示，若是下半生要臥床度過，或是因中風導致生活無法自理，那麼請不要勉強醫治他或搶救他；他也曾經真切地跟我說，請我一定要尊重他的想法。一向避談死亡議題的我，從不願正式跟他討論他的想法，但認識十六年來的默契與抗癌三年多來的心意相通，我怎麼會不瞭解他在想什麼？他最擔心的一直是怕拖累我，怕會拖垮我們整個家跟著他一起受苦。

在這三年的抗癌期間，不論多苦，卡斯柏從來沒有一刻讓我吃過苦，只要我累了，他就找看護照顧，讓我去按摩放鬆；在赴日治療期間，他更多次安排到溫泉飯店旅行以及到京都和服體驗……，這一切都是他為了讓我開心所做的安排。當他自己一個人時，他總是以最便宜的住宿、最快速往返的行程；只有跟我在一起時，他才會安排最好的住宿和飲食……，都是他對我的愛的細膩表現。

至今每每回想起來，我都還是會忍不住淚流滿面……，是怎麼樣深切的愛，可以讓他在病痛中還是只考慮到我，而不是把自己放在第一位？也因為這樣的愛，讓我後來願意放手，也許我知道他真的太累了，他這麼堅強撐到今時今日，全都是因為不捨我和孩子，而我一直要求他要樂觀堅強、永不放棄，殊不知竟成了對他最殘忍的束縛。

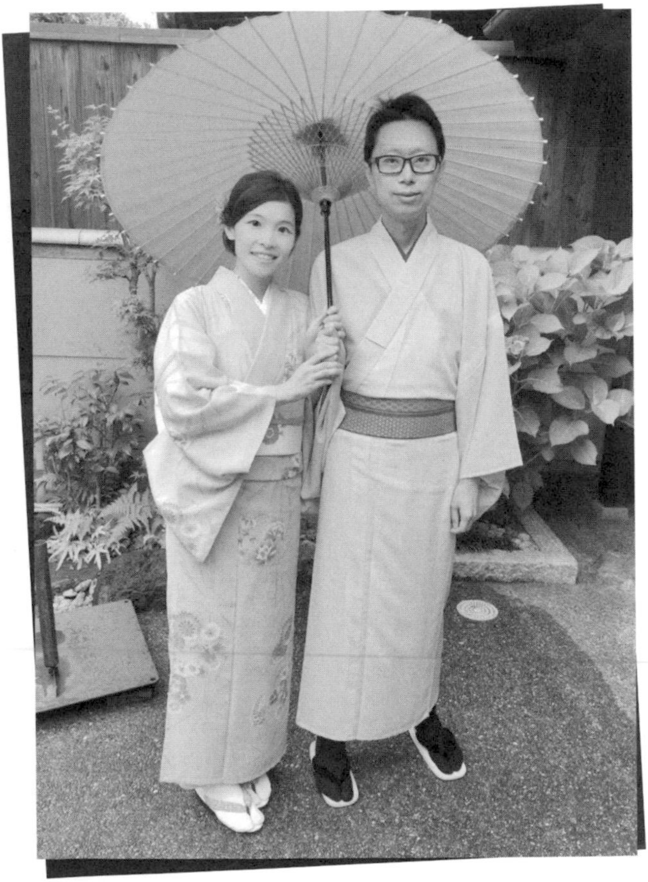

大限將至？

住院將近一週後，因為醫師表示大血管無法做栓塞手術，因此安排 19 號做血管繞道手術；加上已經不再出血，預計 03 月 12 日當天可以先行出院，手術前再安排住院即可。

卡斯柏雖然已經不再出血，但身體一直不太舒服，我們決定這一週找看護來幫忙，但我每天仍會在公司處理完工作之後就到醫院看他。我永遠記得前一天我到醫院時，因為他已經好幾天不肯起床洗澡洗頭，我擔心他身體不乾淨會讓自己更不舒服，於是我找人來幫他洗頭。本來他還不太願意，但在我堅持下，他終於願意讓自己梳洗乾淨。

一身清爽的卡斯柏還是悶悶不樂、不發一語。他默默把我叫到床邊，在我額頭上輕輕地吻了一下，這時的我，還不太清楚他心裡的憂慮，也或許是我逃避、不想面對心裡最脆弱害怕的部分，但他這幾天出奇異常的安靜，的確讓我的心裡隱隱擔憂。只是習慣凡事往好處想的我，還是堅持他一定會沒事的，他會繼續遵守和我攜手一生的承諾，勇敢在這場戰役中一起走下去。

再見，我的愛

然而該來的還是逃不過……。2016年03月12日當天，一大早我就被醫院的電話吵醒，醫院方說他突然大出血，請家人趕緊到醫院。我用飛快的速度叫了計程車，並瘋狂地叫醒小孩，帶著孩子一同趕往醫院。平時我是不會帶著孩子去醫院的，通常我會找人幫忙照顧小孩自己獨自前往醫院，但這一回醫院的這通電話讓我不安，感覺不對勁……。我強忍著內心不斷擴大的恐懼與害怕，死命地咬著自己的牙齒和嘴唇，試圖不讓我的表情驚嚇到孩子。但我想我整個人應該已是呈現瘋狂的狀態，臉色一定非常難看……。整個車程內，車上沒有半點聲音，我只聽到自己瘋狂的心跳聲「砰砰！砰砰～～」不斷地迴盪著。一路上，我將孩子緊緊地抱住，因為唯有如此，我才能止住正不停發抖的身體。

***

一到醫院，卡斯柏正被緊急搶救中……。我問醫師他到底怎麼了？醫師說他突然大出血，他們來不及搶救，已經幫他做心肺復甦術將近二十分鐘了，但他應該在大出血後5分鐘左右就離世了，做心肺復甦術只是為了等待家人抵達確認後才會停止……。聽到這番話，我像是被雷擊一般，整個人空了，只能呆看著醫師、護理師繼續做著心肺復甦術，但此時他的臉上早已無血色，也無反應。

我呆滯了一、兩分鐘、死命盯著卡斯柏的臉，我鼓起勇氣跟醫師再次確認「他是否已經死去」（這是我第一次提到死亡）？醫師確認且遺憾地跟我說：「是的。」

我看著這一路上最愛護我們的醫師這麼說，我知道她絕不會騙我，只要還有一絲機會她都不會放棄的。於是，我知道我該放手了……。我冷靜地請醫師們停止搶救，並開始聯繫所有家人趕赴醫院，然後跟護理師為他穿上本來出院要穿的乾淨衣褲並整理儀容。待一切就緒後，我才跟孩子說：「來看看爸爸最後一面……」孩子年紀還太小，實在沒辦法搞清楚狀況，我只能抱著他跟他說爸爸上天堂了、爸爸很愛我們……之類的話語。

其實，我對於那一天的記憶是破碎的、不完整的，我無法完全記得每一個細節，彷彿從他離世的那一刻開始，我整個人的時間流動也都靜止了一般，我想我的某一部分可能已經隨他而去了。

釋放最深的傷痛

我一直沒辦法大哭出來，只能任由眼淚不斷落下。在他離開後的一整個禮拜，我只覺得自己被逼著要處理很多後續的事情，但我的腦袋、我的心和我的人，是三個分離的狀態；我的腦袋清晰地運轉著不斷回憶那一天那一刻的每一個畫面，我的心痛苦到快無法呼吸，我的人必須正常地處理好每一件事，甚至在他離開的隔天，我還得照舊送小孩上學，因為我不想讓孩子在家看到一個行屍走肉的媽媽，我相信只有一切正常運作，對孩子的傷害才能減到最低。

因為對孩子的愛，我強迫自己只有孩子不在家時才能哭泣，而這樣的勉強和倔強，也讓我一整個禮拜無法正常過日子，我吃不下、睡不著……更可怕的是：我發現孩子也哭不出來！我知道這都是因為我們不肯在彼此面前表露情緒，害怕自己的傷心難過同時也傷害到對方，所以才如此拚命壓抑。於是，在卡斯柏離開的第七天，我終於敞開心扉和孩子聊爸爸死亡的事；我也放任自己在孩子面前嚎啕大哭，終於，孩子也釋放了心裡最深處的悲傷，他也跟著大哭大叫了出來：「我不要爸爸死、我不要爸爸死……」。終於，在哭喊半小時之後，他累得沉沉睡去，而我一顆懸著的心也才能放下來。

我知道我的過度壓抑會對孩子有影響，孩子可能會因此受到很大而且無法彌補的傷害。所以，我告訴自己，我只有這一個禮拜可以任由自己行屍走肉，我一定要快速的回歸正常生活才不會影響孩子；之前我是為了卡斯柏而勇敢堅強，現在我則要為了孩子繼續勇敢地走下去。

卡斯柏生前曾經在部落格上公開寫給我一封信，奇特的是：他並沒有告訴我；而我也沒有發現，依舊是其他朋友看到後跟我說，我才知道、才看到。文章不長，看到的朋友都說令人動容；而我在每一次看這封信時，也都像是他留給我的最後告別的話語一般，既不捨又珍貴，同時讓我感動到無以復加。

給最愛的 Karen：

有緣份跟機會與妳同床共枕，很感恩，更是幸運！

妳辛勞的付出與奉獻，常令我動容，妳給了我安心支持與前進的動力。

曾不只一次當面對妳說謝謝，或許妳沒放在心上。

當然，簡單兩個「謝謝」，是無法形容對妳的謝意，但那是文筆不好的我，想到唯一可以表達謝意的方式。

寫給摯愛——卡斯柏

在讓自己任性地躲起來一週之後，我也終於在面對各方排山倒海的關懷壓力下，公開表達對他離世的感受。以下是當初在部落格獻給卡斯柏的文字：

我最親愛的你於 2016.3.12 功德圓滿，被一路以來照顧你許久的仙佛菩薩帶走，放下身體的苦痛與心靈的煎熬，成就圓滿前往西方極樂世界享福了！

一直以來，我們從三年前罹癌的痛苦徬徨害怕，到經歷許多奇蹟好運降臨，到今日你的離去雖然讓我心痛到曾無法呼吸……，但我知道你真的已經成就你人生的極致了，你用一個平凡的身軀忍受病痛的折磨，卻能造就出更多生命的力量，用你微弱的聲音卻深深撼動每一個人，你全心希望能幫助到更多像我們一樣的病友和家庭……，你為了愛我們，這一路你用盡所有力量求生，即使只有1％的希望，你都永不放棄，你為了愛我們而努力，為了愛大家而努力，我從來沒遇過像你這麼棒的人，你給我的愛讓我變得堅強，讓我變得更好……，我因為有你而完整了我的生命，也讓我的生命有了意義……。你給我那麼那麼多的愛，讓我即使面對你的離去都可以勇敢站起來，因為我知道你只是身體累了要休息，但你永遠不會離開我，從今以後，你不再只是你，你是我的一部分，你永遠和我在一起，就如同你對我的承諾：

你會永遠照顧我，永遠不變！永遠如一！

你離開後，我慢慢整理許多你的信件和手機記錄，看著你為我和孩子準備的許多……我知道你真的把生命燃燒到最後一刻，連我沒有病痛的身體都無法完成那麼多事，你卻為了我們做了那麼多又那麼好，我知道你是擔心我和小孩，但親愛的，你這樣辛苦讓我更不捨，你應該好好放下這一切了！我會好好照顧好自己和孩子，正如我答應你的，時候到了，我絕不讓你受苦，我會放手，因為這是你想要的，只要你好，我一切都好，只要你開心，我就會開心！一直以來你以我的快樂為快樂，以我的想法為你的想法，把我捧在手掌心，成為最幸福的人……現在該是我以你的想法為想法了……你所有希望的、在乎的，我都會繼續下去，我們的世界不會因為你的離開而有一絲改變，一切就如同你還在一樣，我會繼續幫助所有需要的病友，我會把自己和小孩照顧好，我怎麼照顧守護你，我就會繼續這樣照顧保護我們的孩子，我會為了家人朋友而堅強，我會因為愛你而變得更好！

沒有一個人像你這麼愛我了，即使離開了，你還是不捨得放掉我，你剛離開的那四天，我沒有辦法入睡，醒著也哭，睡著也哭，一直哭一直哭，我想你太擔心我的身體……第五天你就到我夢裡，夢裡頭有人跟我說菩薩看我太可憐，因此讓你復活了……在夢裡我開心到不行，而你就躺在我身旁，一如往昔……溫柔的看著我……終於這一夜我能完全入睡了……但醒來後我又忍不住痛苦這一切只是夢……第六天你依然入夢，雖然不在我身旁，但你開心開著車經過，讓我知道你現在很好很開心，讓我開始慢慢為你開心……頭七這天你更占據我整個夢境，帶我到一個我很喜歡的地方度假，但夢裡卻有人告訴我你的腫瘤復發，夢裡頭我們兩人面面相覷，最後卻有兩個住院醫師告訴我們因為免疫療法發揮功效，復發的腫瘤已經石化，根本不用擔心！聽到這句話，我們長久以來的願望終於成真，在夢裡我們開心得相擁大笑，還一直說要告訴我們的主治醫師這個好消息……醒來後，我就知道你為了讓我開心，讓我做了一場好夢，讓我們一直以來期盼到不行的願望成真了！因為你知道，我什麼都不期望，我只希望你能恢復健康，這是一路支撐你走下去的力

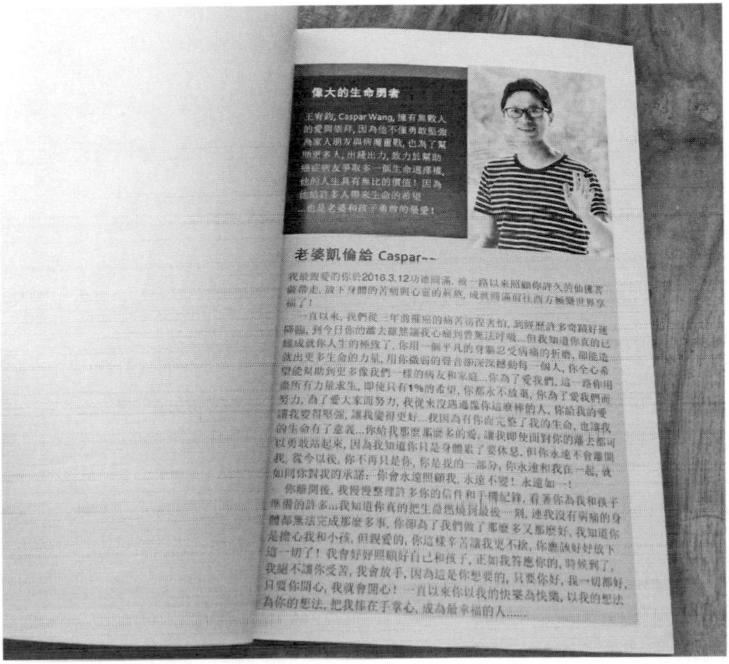

偉大的生命勇者

王宥鈞, Caspar Wang, 擁有無數人的愛與崇拜, 因為他不僅勇敢堅強為家人朋友與病魔奮戰, 也為了幫助更多人, 出錢出力, 致力於幫助癌症病友爭取多一個生命選擇權, 他的人生具有無比的價值！因為他給許多人帶來生命的希望
...也是老婆和孩子勇敢的最愛！

老婆凱倫給 Caspar--

我最親愛的你於2016.3.12功德圓滿，被一路以來照顧你許久的仙佛菩薩帶走，放下身體的苦痛與心靈的煎熬，成就圓滿前往西方極樂世界享福了！

一直以來，我們從三年前罹癌的痛苦徬徨害怕，到經歷許多奇蹟好運降臨，到今日你的離去雖然讓我心痛到曾無法呼吸...但我知道你真的已經成就你人生的極致了，你用一個平凡的身軀忍受病痛的折磨，卻能造就出更多生命的力量，用你微弱的聲音卻深深撼動每一個人，你全心希望能幫助到更多像我們一樣的病友和家庭...你為了愛我們，這一路你用盡所有力量求生，即使只有1%的希望，你都永不放棄，你為了愛我們而努力，為了愛大家而努力，我從來沒遇過像你這麼棒的人，你給我的愛讓我變得堅強，讓我變得更好...我因為有你而完整了我的生命，也讓我的生命有了意義...你給我那麼那麼多的愛，讓我即使面對你的離去都可以勇敢站起來，因為我知道你只是身體累了要休息，但你永遠不會離開我，從今以後，你不再只是你，你是我的一部分，你永遠和我在一起，就如同你對我的承諾：你會永遠照顧我，永遠不變！永遠如一！

你離開後，我慢慢整理許多你的信件和手機紀錄，看著你為我和孩子準備的許多...我知道你真的把生命燃燒到最後一刻，連我沒有病痛的身體都無法完成那麼多事，你卻為了我們做了那麼多又那麼好，我知道你是擔心我和小孩，但親愛的，你這樣辛苦讓我更不捨，你應該好好放下這一切了！我會好好照顧好自己和孩子，正如我答應你的，時候到了，我絕不讓你受苦，我會放手，因為這是你想要的，只要你好，我一切都好，只要你開心，我就會開心！一直以來你以我的快樂為快樂，以我的想法為你的想法，把我捧在手掌心，成為最幸福的人……

量，我們始終相信你會好，你會恢復健康的！我終於懂了，你已經用無比的功德與毅力，換得你想要的健康與快樂。

我愛你，永遠！正如你愛我，永遠！偶爾當我為你哭泣時，請不要難過，因為我還不夠有智慧，請再給我多點時間好嗎？！相信有一天，我會笑著想念你的……我會笑著跟大家說你所有愛我的一切，和你讓我愛你的一切。

第五章

痛不欲生 浴火重生

面對至愛的離世，迫不得已必需獨自堅持下去的我，
在經歷種種磨難之後，終能浴火重生，展開新人生！

啟動遺願執行計畫

第一步：捐助點滴架

在卡斯柏離開後的半年，我努力重拾生活的重心，連療傷的時間都沒有，就立刻投入他離世前半年為我創立的公司開始忙碌不已，家庭事業兩頭燒之際，內心還是一直有一股很深很深的哀傷無法釋懷。為了讓自己更有動力往前走，我決定將他未竟的心願一項一項地完成；透過完成心願的方式來讓我找回更多生活動力。

我從卡斯柏最簡單的心願開始做起。卡斯柏生前一直心心念念的希望能捐助點滴架給癌症病人使用。因為他發現：通常在做完化療後身體會十分地虛弱，像他自己就有好幾次在推著點滴架移動時差點跌倒……，這一點讓他感到十分憂心，他很擔心癌友萬一真的因為跌倒而產生更大的危險，豈不是一件憾事？

為了盡快能將心願實現，卡斯柏離世後的第三個月，我透過一位做醫療器材的熱心癌友介紹，親自探訪一家專門外銷的點滴架公司。在和該公司洽談之後，他們了解我的需求以及期望，便熱心的一口答應完成我們的客製化需求。雖然訂購的數量很少，但有感於是卡斯柏的遺願，除了願意讓我們用最低數量進行客製之外，也答應幫忙運送到指定的醫院。

一開始我先探訪當初治療卡斯柏的臺北榮總癌症病房，但剛好北榮通過新預算正將全面替換新點滴架。我一方面為病友感到開心，另一方面也進一步思考：由於都會區醫院的資源豐富，是否要將這些點滴架轉而送至偏鄉地區的病人使用？他們會不會剛好正需要更換新的點滴架呢？經過深思熟慮之後，我決定改變方向，將訂購的點滴架全數送至偏鄉醫院的重症病房或癌症病房；果然這個決定是對的！

在持續這樣捐贈了將近兩季之後，我將卡斯柏的遺願及我正如何為他完成心願的過程分享出來，沒想到竟然引起不小的迴響，許多朋友紛紛透過私訊表示他們也希望一起加入這個捐助的行列。這出乎意料的結果，真的讓我很感動！雖然最後我們並沒有細算正確的捐助數量，但確認已經有超過上百支的點滴架送至臺灣各地不同的偏鄉醫院。

感謝我這麼多善良又熱心的朋友們，因為他們無私的關懷及善舉，每每總讓我忍不住流下感動的眼淚；而這些溫暖的淚水，也在他離世後這些年來，一點一滴融化了我冰冷破碎的心，給我更多勇氣和力量繼續往前邁進。

籌組協會團體

完成卡斯柏遺願的計畫一旦啟動了，我的腳步就更無法停止，其中最讓我擔憂的就是衛福部後續的立法進度。

身為提案人妻子的我有立場繼續監督此案，但如何能讓影響力擴大，甚至將此議案從個人提案變成眾人之事，是我在他離世後一直思考的重要問題之一。於是我在經過多方洽詢與資料蒐集後，決定要籌組一個正式的組織團體；我要以協會的名義來進行這場尚未結束的長期抗戰。

在籌組期間讓我感動的是：因規定籌組初期需要三十名創始會員，為了讓協會成員具有更多元的發展性，我找了最了解我們理念的各行各業菁英好友們共襄盛舉。在這些人當中，有許多是一路陪伴我們走來的好朋友們，他們對我和卡斯柏來說，都意義深重！所以在協會創立初期我最希望邀請他們加入，協會未來若是有任何貢獻，一切都是源自於這些好友們的一路相挺，屆時這份成就我希望獻給卡斯柏和這些好友們。可惜的是，初期名額只需要三十位，不然我會邀請更多對我們意義非凡的朋友們一起加入。

在四處奔走之下，終於在2016年11月「台灣癌症免疫細胞協會」組織成功，協會的成立宗旨如官網所述：

台灣癌症免疫細胞協會籌劃於2016年11月，成立緣起於國發會公共政策網路參與平臺第一個正式連署通過的「讓癌症免疫細胞療法修法法案」，衛福部雖於2016年04月已初步透過修改人體實驗法，讓免疫細胞治療實驗計畫開了一扇小窗，但為了真正落實並進一步推動臺灣的免疫細胞治療合法化，延續當初原始提案人Caspar Wang（卡斯柏）的生命選擇權之爭！由一群認同免疫細胞治療合法化的產學界成員，組合成立台灣癌症免疫細胞協會，其宗旨與理念為：

促進我國癌症免疫細胞發展為宗旨。以監督癌症免疫細胞治療合法化之立法進度，並以提供正確的醫療觀念，以避免不法業者做為非法營利之用，期望讓更多民眾更進一步了解癌症免疫細胞治療的最新資訊與發展方向。

如同上述的理念，我也一直在思考協會成立初期，如何能讓更多民眾了解正確的癌症免疫細胞治療觀念，尤其在臺灣尚未合法化的情況下，一般民眾的消息管道大多是從非法的不實商業誇大廣告而來，不僅被騙了錢財、傷害身體，更沒有合法的安全保障，一旦發生醫療糾紛根本投訴無門。這種種亂象在我們憤怒政府處理腳步龜速之餘，更決定用自己的方式和力量來喚起大眾、政府與醫界的注意力。於是，「台灣癌症免疫細胞協會」開始展開另一項大型計畫。

協會機制正式啟動

赴日協調交流事宜

為了能夠引起更多的關注及重視，我決定舉辦一場免費的公益演講並進行臺日醫界交流活動。在協會成立之初，我為了避免日後可能會衍生的財務管理問題，因此當時就已經確認協會不向外界募款的做法，協會所有開支都由我個人自行支付。所以，當公益演講的想法確立之後，我也開始思考如何將此次活動的費用控制在可負擔的範圍內完成。

首先，我想到演講最好的人選就是久留米醫療中心的伊東院長、千葉大醫院的花澤醫師和國井醫師。但因為當時我和他們只是單純的醫病關係，而且在卡斯柏離世之後，我們已經有一年多沒有聯繫。我懷著忐忑不安的心，分別寫信給這些我很敬重又對我們一直很關切的醫師們，除了跟他們報告我籌組協會的用意以及我期望能舉辦一場公益演講的想法之外，也詢問他們來臺灣演講的意願。

不知道是因為多年來認識的默契，還是因為那一路看我們辛苦抗癌的情感，他們紛紛在收到信的第一時間就立刻回信給我，詢問演講的時間以及希望演講的內容，並進一步問我是否有空能赴日詳談細節等等。雖然他們在信中都沒有正面回應我是否會願意來臺演講，但依照我對他們的了解，如果他們不願意來的話，根本不會邀請我到日本詳談細節。我再次為他們的信任和支持，感動到無法言語，我只能感謝上天讓這麼美好的人事物出現在我的生命中，讓我能在黑暗中摸索前進時，一直走在正確的道路上，同時還能被溫暖又明亮的光芒包圍並指引著。

椎心之行

就這樣，2017 年 06 月，我一個人踏上了前往久留米和千葉的探訪之路。以往的雙人行變成一人獨行的身影，一路上我強忍著悲傷的情緒，不斷地反覆告訴自己有重要任務在身，不能陷入傷痛的回憶裡，要堅強、要冷靜，一切都會順利的。

飛機一抵達福岡，往事又上心頭，我一整晚輾轉反側難以入眠，一大早便趕緊搭電車前往久留米醫療中心。才剛走進熟悉到不能再熟悉的電車站，腳步竟變得異常沉重。於是，我先緩步前往之前每次到訪久留米必去的日吉神社參拜，期能讓心情稍為平靜下來。但在前往久留米醫療中心的路上，整個人仍彷若失了魂般地空洞。

就在快接近醫院的途中，突然當時陪卡斯柏每三個月去看檢查報告那種既期待、緊張又擔憂的心情竟油然而生。其實在出發之前，我以為我可以輕鬆面對這一切的，看來我還是高估了自己。一進到醫院，看到了熟悉的實驗助理和伊東院長，我根本無法開口、連問候都說不出來就失態地崩潰大哭了……，我就像是與失散許久的親人重逢般，任性地發洩我內心所有的悲傷與委屈；我知道他們能懂我的心情，所以也才能完全地卸下心防，將壓抑已久的傷痛情緒完全傾瀉而出。

其實，為了能夠順利討論正事，我還特別拜託翻譯人員幫我跟伊東院長轉達，千萬別詢問我的近況，否則我可能會崩潰地無法好好完成此番來日本的目的。畢竟在這個熟悉又陌生的國度裡，充滿了我和卡斯柏太多太多的回憶，我實在擔心自己做不好情緒控制，不得已才出此下策，為此我真是感到十分抱歉！

情緒宣洩過後，我終於能冷靜下來和醫師好好說話了。醫師跟我說，他將我們當時未用完的中藥捐給了醫院送給一位大腸癌病友服用之後，原本那位病友的指數一直無法下降，用之中藥之後，指數居然奇蹟似地下降了，醫師認為那是卡斯柏的祝福與信念所創造的奇蹟。聽到這裡，我好不容易調整好的情緒又忍不住地潰堤了，我能了解這些幸運的奇蹟對無助的病友和家屬有多重要；而我也從醫師刻意的溫柔分享以及安慰中，感受到他想給予我的支持與力量。

●

在討論的過程中，伊東院長和我的想法完全一致，我們都很擔心免疫細胞治療會被有心人士拿去利用，因此而傳播了錯誤的治療觀念，導致正規治療被荒廢。於是，我們達成共識：患者一定是要接受過醫院正規治療後，才可以繼續在正規醫院裡採用免疫細胞療法；伊東院長他更語重心長地說：「太多人打著救命的旗號，其實背地裡都是要賺錢的呀！而且，更重要的是，一定要積極地對青壯年人宣導免疫力的重要性，千萬不要生病了才後悔莫及！」

聽到伊東院長的堅持我放心了，我更確定醫師的理念與想法跟我是不謀而合的，我果然找到了最適合的人選來幫忙。在這期間，他也和我溝通了對協會的一些疑慮，我想他應該是怕我被有心人士利用，所以特別謹慎。但他或許不知道我有多氣那些拿別人生命與痛苦賺錢的人，這些人是我永遠都無法原諒和接受的！當我解釋了協會裡的所有成員全部都是我的朋友，協會的推廣內容與精神也都是由我主導之後，伊東院長安心了，便立刻和我訂下了來臺演講之約。對於伊東院長的全然信任，我真是發自內心的感動，同時也更戰戰兢兢地期望一切能順利完成，讓我不負他的信任與支持。

再訪千葉

完成了此番來日本的主要目的之後，我離開久留米立刻前往千葉縣。每每提到千葉，我總是不自覺地會用「回到」千葉，流露出我對這個城市的情感。千葉不似久留米那般讓我感到沉重；千葉讓我有回家的感覺。也許是因為在千葉附近住過一個月的熟悉感使然，也許是因為在我們走投無路之時，千葉這個地方給了我們最初的希望和力量。總之，千葉等同於我們人生中除了家鄉之外第二個最有家的感覺的地方；也算是開啟我們第二個人生的起點。

再次見到花澤醫師，我沒有像面對伊東院長那般地宣洩大哭；對花澤醫師我反而彷彿角色對調了，我像是要告知家屬噩耗的醫師。我讓自己盡量冷靜，希望以平靜地語氣讓他知道，卡斯柏最終因頸動脈破裂而離開的結果。但雖然竭盡地努力克制，眼淚還是不聽話地噗簌簌流不停。據當時陪訪翻譯的好朋友 Miho 說，花澤醫師也是一直在努力克制自己的情緒。我想這次久別重逢的會面，我們總算都努力撐過來了。

花澤醫師在聽到我這回來日本的目的之後，二話不說就答應我隔年也要跟伊東院長一起來臺灣，更協助我邀請負責免疫細胞治療專科的國井醫師同行。其實早在赴日之前，我就知道花澤醫師一定會來，我對他的信心與了解，可能比我預測明天太陽會不會升起還更確定！他對我和卡斯柏的友好，早已超越簡單的醫病關係；他甚至還親自去挑選小禮物給我和孩子，花澤醫師就如同一位兄長般地愛護著我們一家人。我想這就是人與人之間奇妙的緣分，不用時常聯繫，但需要的時候就是會一直都在！

每到日本總是陪在我身邊的好友Miho，也是陪著我們經歷這一切的知己，所以我和卡斯柏的一切她自然是都看在眼裡。不用我多說，Miho再度帶我回到最熟悉的千葉神社，我們一起享用健康清爽的下午茶，我也跟她分享了千葉神社對卡斯柏的意義，以及為什麼卡斯柏創立公司的出發點也都以千葉神社為發想，就是希望日日月月都能照護著所有需要幫助的人。或許我們的力量很小，但累積出來的能量，相信可以喚起更多人的注意，讓更多好事發生，我們能一直走向正確的道路。

其實這趟旅程最痛苦的莫過於把結痂的傷口再次撕開，但如果不這麼做，也許心裡的傷口永遠不會真的癒合，永遠會有一個最痛的地方無法觸及。而在這次拜訪回臺灣之後也才真的發覺：心裡深處那一根看不見的刺終於拔掉了。希望透過這一次旅程的收穫，我可以更坦然面對人生之後的挑戰；一個人勇敢面對一切。

奮戰不懈的立法之路

第一場公益演講

2018年03月10日，距離卡斯柏離世剛好兩週年，台灣癌症免疫細胞協會正式展開第一場公益演講的任務。現場所有工作人員全部都是義工，更是好朋友；三位日本醫師來臺也分文未取，機票和住宿都有飯店和旅行社熱情贊助（三位醫師連車馬費都沒收取；伊東醫師更堅持連機票和住宿都不接受贊助），對他們來說費用完全不是問題，只是他們如何能在百忙之中安排時間，還要跟執業的醫院交代來臺灣參與演講的事宜，尤其我們協會是剛創立的民間團體，在國際上完全沒有知名度可言，我相信他們答應我之後，一定花了不少功夫處理這些相關事務，而且，伊東院長還為我們準備了相當完整的演講資料……，這種種的付出都讓我永生難忘。

短短三天兩夜的訪臺行程，醫師們對於我安排的超緊湊行程連一句怨言也沒有，只有花澤醫師開玩笑地說：「跟長達十六小時的手術比起來，這一整天的行程更讓他緊張。」早上八點就開始的臺日醫師長達三小時的交流會，期間很感謝願意出席的臺灣醫師代表。這一場交流會的目的是希望能開啟日後臺灣醫院對癌症免疫細胞療法更進一步的認識，也為臺灣之

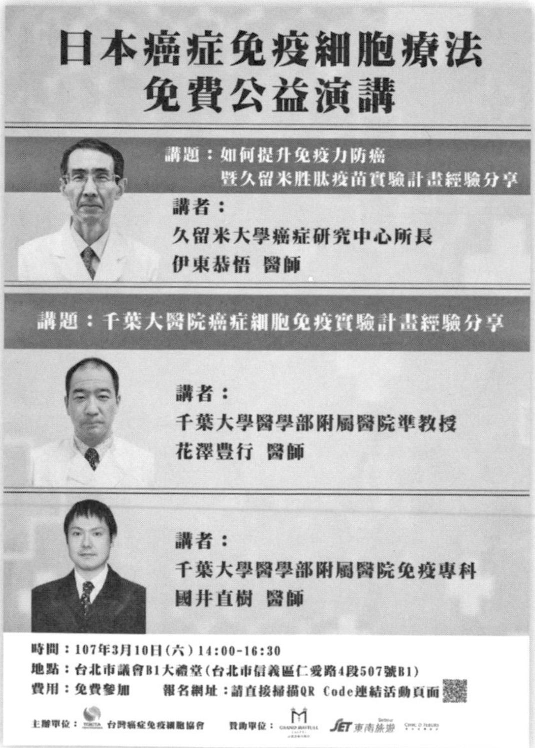
日本癌症免疫細胞療法
免費公益演講
講題：如何提升免疫力防癌
暨久留米胜肽疫苗實驗計畫經驗分享
講者：
久留米大學癌症研究中心所長
伊東恭悟 醫師
講題：千葉大醫院癌症細胞免疫實驗計畫經驗分享
講者：
千葉大學醫學部附屬醫院準教授
花澤豐行 醫師
講者：
千葉大學醫學部附屬醫院免疫專科
國井直樹 醫師
時間：107年3月10日(六) 14:00-16:30
地點：台北市議會B1大禮堂(台北市信義區仁愛路4段507號B1)
費用：免費參加　報名網址：請直接掃描QR Code連結活動頁面
主辦單位：台灣癌症免疫細胞協會
贊助單位：東南旅遊

後的癌症免疫細胞療法發展進程有所幫助。緊接著中午舉辦小型記者會，這也是我人生第二場記者會。當天媒體們的熱情出席與會後的熱烈報導都讓我感動不已！畢竟中間經過多年的沉寂，但媒體朋友們對我的支持與關心卻一直熱度未減，時至今日，仍是有許多關心癌症免疫細胞發展議題的媒體朋友會主動採訪、給予協會發聲的機會和管道，這一切的一切都讓我真心感謝，感謝一路上所有協助導正社會視聽的好朋友們！

記者會稍事休息不到一小時，醫師們馬上又投入近300位病友和家屬的公益演講裡。他們毫無倦容地完成精彩又豐富的演說，並在會後特地留下來接受現場民眾的發問，尤其是伊東院長一直待到演講廳要關門才離開。他跟我說，他懂得這些病友害怕擔心的想法，能多與一位病友談論病情讓他們安心，他就願意多與一位病友聊，雖然不知道可以幫助他們什麼，但我知道一個醫師真切的關懷，有時候就是病人和家屬繼續求生的最大動力！聽到這裡，我的心裡再度為之感動不已。

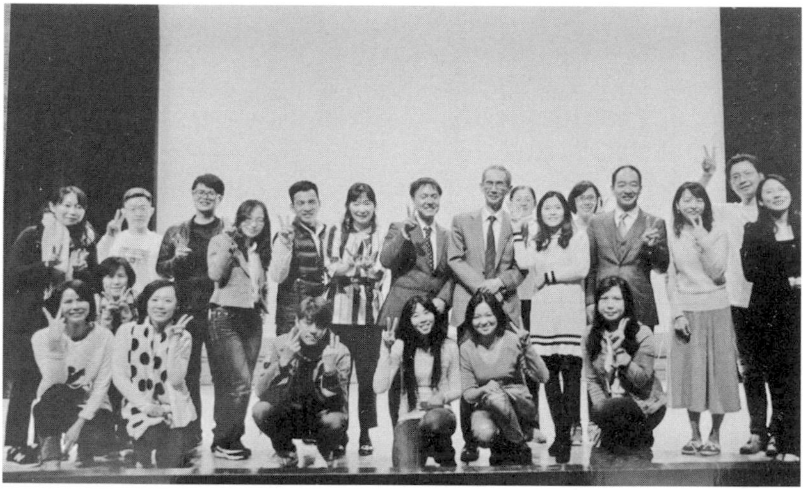

我特別感謝三位醫師從百忙中遠道而來協助我完成協會的計畫，也讓協會在成立之初就有國際交流的機會，這對我和協會都有非常深遠的意義。

迴響與反饋

經過這次的公益演講活動之後，協會陸續接獲許多醫學團體的邀約，我也盡量排除萬難和祕書長共同出席每一場活動，以期更了解臺灣政府單位、醫學界、產業界、媒體，對免疫細胞療法發展的想法與計畫。終於在奮戰多年後，也是距離卡斯柏2015年提案的三年後，在2018年迎來第一個令人感到欣慰與充滿希望的進展。

衛福部於2018年09月06日正式公布「特定醫療技術檢查檢驗醫療儀器施行或使用管理辦法修正草案」（以下稱特管辦法），未來，醫療機構可依該辦法規定擬具實施計畫，經主管機關核准登記後，即可對符合適應症的病人施行細胞治療及微菌叢植入治療。

在特管辦法公告的這一天，我沒有打勝仗的喜悅，因為我知道接下來各大醫院提出的方案計畫內容與費用才是更關鍵的問題，但至少這是臺灣癌症免疫細胞治療的一個開端，如果沒有法令的管束，醫院在無法可循的情況下，將更沒辦法針對此一療法進一步發展；而坊間的生技公司、診所或小醫院等，層出不窮的醫療詐騙事件，也將無法得到妥善解決與嚴格制裁。為了監督政府徹底落實，我們不敢鬆懈地繼續不斷透過媒體和自身的力量跟政府抗爭此一亂象，並不斷呼籲民眾切勿病急亂投醫，必須透過正規醫院的治療後，經由醫師評估可結合免疫細胞療法合併治療之病友，才建議後續採用癌症免疫細胞治療。因為初期通過衛福部核可的計畫方案，費用項目仍遠高於我們當初赴日的費用，這也是我們一直呼籲民眾必須考量自身需求與經濟能力，千萬不要為了一線生機而壓垮整個家庭的生存！

公告後的一年間，協會持續參與每一場會議，只為了將理念徹底落實，更期望透過更嚴格的標準與監督，讓民眾不要在殷切的期盼中受騙上當。為此，我們特別在 2019 年 07 月發了一份新聞稿說明，也在協會官網上不斷呼籲此一令人憂心的發展。全文摘錄如下：

【資訊未明坊間收費亂　癌友焦急苦等】

自去年09月06日公布特管辦法開放各家醫院申請後，協會幾乎每天都有病友詢問，甚至還有不少來自於香港、中國的病人，詢問臺灣免疫細胞治療的現況與收費問題。由於癌症病情的進程變化，「時間」也是很關鍵的影響因子，礙於協會身為推動立法、監督衛福部執行癌症細胞療法的立場，除了宣導民眾務必詳加了解、謹慎判斷、避免成為待宰肥羊之外，實在無法成為推薦就醫途徑的仲介管道。

紀君霖表示：可以理解各醫學中心對於進入全新的治療領域需要時間安排與妥善規劃，且國內針對癌症細胞療法的起步甚晚，要能提出兼顧病人安全且完整醫療團隊的計畫，勢必有時間上的壓力，但「癌友的命不能等」，針對目前國內現況仍提出幾點呼籲：

1. 凡收費過高、無任何憑證且無詳細治療計畫者，應基於病人安全，徹底全盤檢討。

2. 生技公司與兩家以上醫院合作者，目前均未提出具體合理之配套措施，針對是否有足夠能力與人力能進行完整管控與施作，有待衛生主管機關更嚴謹的審查。

3. 衛福部應嚴格管控生技公司之 GTP 實驗室之安全性與內部施作狀況追蹤，以防發生集體感染或配送錯誤等問題，才能保障病人安全。

4. 各醫院應具體提出當病人無法繼續施作後之退費機制，以及無效退費之爭議處，才能確保病人之權益。此外，由於坊間收費亂象層出不窮，協會也鼓勵病友，一旦發現有不當廣告，藉此得利或不當治療的醫療機構，不論是否為親自接受治療或曾接受諮詢者，均可以蒐集相關資料向各地衛生局檢舉，持續讓病友以支持團體的方式，打擊不當利益操作者。

在經過協會不斷地施壓反應之後，終於在2019年08月獲得衛福部的承諾，表示將提供民眾專門的檢舉專線或網頁。在此也要特別感謝媒體朋友一同協助監督政府、並持續闡述協會堅持不變的立場，才能夠推動進程往前更邁進一大步。以下節錄聯合報部分報導內文：

衛福部去年宣布開放細胞療法，雖然尚未有患者接受治療，但臨床詢問度高，「免疫細胞療法」甚至成為不肖業者宣傳工具，成為電臺賣藥口號，還有診所私下施打，但劑量不足、品質不確定，不但療效堪憂，更可能耽誤接受正規治療的時機。

免疫細胞療法不是萬靈丹，台灣癌症免疫細胞協會紀君霖建議：面對太過誇張的廣告用詞，需冷靜面對，也希望衛福部提供檢舉管道。衛福部表示將設立細胞療法檢舉專線，不要讓剛起步的細胞療法被汙名化。

這場奇幻的人生歷程書寫至今已步入 2020 年初，整個臺灣的癌症細胞免疫治療發展還有一大段路要走，協會扮演的角色也會一直持續下去。但坦白說，我衷心期盼不再有需要協會存在的一天，因為這代表了臺灣的癌症治療已具備多元開放且合法合理的最佳狀態，這也是當初我們提案最初的期望；當一切步上正軌、持續茁壯發展後，自然也是我們功成身退的最佳時機。

對我來說，走到今時今日的每一步都如履薄冰，每一個選擇都有最堅定的想法支撐著，任何人事物都從未曾撼動我們當初提案的初心，因為這是我所能為卡斯柏完成的最重要心願之一，也是我內心最心疼的病友和家屬給我的力量；因為懂他們的痛苦與煎熬，也讓我感到即使這條路走得漫長艱辛，但期間每一步的付出都很值得！

歷經了痛不欲生的生死關頭考驗之後，只因為對卡斯柏的愛，我持續勇敢堅持著，這一切的改變對我而言，都是以前的我無法想像的！如果七年前有人跟我說，我的人生會走到這一步……，相信肯定會被我視為荒誕無稽而置之不理。但這七年來的戰戰兢兢，每一個極度可怕的挑戰，都一再考驗我心底最深切的恐懼；也在他離世後，一度動搖我曾自以為堅定的信念，但很快地因為許多的愛與關懷，讓我為了這麼多愛我們的人又勇敢了起來。我知道未來的路還很遙遠，但至少我們走過、我們仍堅信著，而且我們無憾……這樣的人生，真的很好！

寫在故事之後

我們如此平凡的人生經歷，其實要拿來出版對我來說是感到惶恐的。但讓我下定決心要把藏在內心這段人生最痛苦的回憶，再次攤在陽光下和大眾分享，最主要的原因還是卡斯柏當初曾問過我：**「妳覺得會不會有出版社將來想出版我的經歷呢？」**

我那時只輕描淡寫地問他：**「若是有機會，你想嗎？」**

他點點頭說：**「如果有人有興趣，我願意分享，希望可以幫助到和我一樣無助的人，讓他們知道，有時候即使人生到了絕路，只要不放棄，還是有可能遇到轉**

機！」於是，在我完成他人生最後留給我的 90% 心願後；我願意為了他再次勇敢一回，把這本書獻給他，也算完成他最後 10% 的心願，而我對他也可以真正放下，釋放心裡最深層的痛苦也還給自己自由，不再活在他的世界和人生裡。接下來，我將找到我自己的人生道路，我也會因為擁有這麼一段和他的經歷而持續成長，開創更多屬於我自己的新生活！

活得好 060

為愛勇敢

不放棄，才有轉機！獻給所有在黑暗中奮鬥的人

完整記錄卡斯柏的醫療之路及將臺灣癌症治療推向新境界的故事！

作　　者　紀君霖
審　　訂　王紀葳
顧　　問　曾文旭
統　　籌　陳逸祺
編輯總監　耿文國
主　　編　陳蕙芳
編　　輯　翁芯俐
封面設計　吳若瑄
內文排版　吳若瑄
法律顧問　北辰著作權事務所

印　　製　世和印製企業有限公司
初　　版　2020年09月
出　　版　凱信企業集團-凱信企業管理顧問有限公司
電　　話　（02）2773-6566
傳　　真　（02）2778-1033
地　　址　106 台北市大安區忠孝東路四段218之4號12樓
信　　箱　kaihsinbooks@gmail.com

定　　價　新台幣320元／港幣107元
產品內容　1書

總 經 銷　采舍國際有限公司
地　　址　235新北市中和區中山路二段366巷10號3樓
電　　話　（02）8245-8786
傳　　真　（02）8245-8718

國家圖書館出版品預行編目資料

為愛勇敢：不放棄，才有轉機！獻給所有在黑暗中奮鬥的人 / 紀君霖著. -- 初版. -- 臺北市：凱信企管顧問, 2020.09
面；　公分
ISBN 978-986-94331-6-7(平裝)

1.癌症 2.病人 3.通俗作品

417.8　　109011554